埼玉医科大学超人気健康セミナーシリーズ

がん治療を苦痛なく続けるための支持・緩和医療

こころとからだを楽にして自分らしさをとりもどす

高橋 孝郎　小島真奈美　藤堂 真紀
加藤 眞吾　大西 秀樹

ライフサイエンス出版

本書は、2017年9月16日に開催された、埼玉医科大学市民公開講座
「がん治療を苦痛なく進める支持・緩和医療」の内容を再編集したものです。

はじめに

本書は、日本の大学病院では最も多くのがん患者さんを診療している埼玉医科大学国際医療センター包括的がんセンターの専門家が、がんの支持医療・緩和医療について、わかりやすくまとめた本です。

がんの治療は、手術、薬物、放射線が有名ですが、実は「第4のがん治療」として緩和医療があります。しかし、緩和医療とはどんな治療なのか、また病院では誰が診療しているのかなどはあまりよく知られていませんし、「緩和医療は、がんを治すための治療をあきらめて受ける治療」など、多くの誤解があります。また、がん患者さんとご家族のニーズに応えられる病院は少なく、専門家も少ないのが現状です。そのような医療環境のなかで、国際医療センターでは、がん患者さんの必要とするあらゆる医療を提供するために努力しています。がんの医療はチーム医療が最も重要です。多くの専門技術をもつ医師と薬剤師、さらに看護師が患者さんのそばに寄り添い、皆で話し合いを行い、一人一人のがん患者さんに最も合った支援をすることを目標としています。

最近の医療技術の進歩により、治るがんもたくさんありますが、進行あるいは再発して、治りにくいがんもあります。がんと診断されたときから、治すことを目的として治療を開始しますが、手術の後遺症、薬の副作用の治療を同時に行うことも重要です。治療中でも、できるだけ普段の生活を維持するための工夫も必要です。がんと診断されると誰しもショックを受けますが、立ち止まる余裕はありません。できるだけ病気と向き合い、治すことに前向きになるために、早期から支援を受けることが大切です。この支援こそ緩和医療であり、一般的にイメージされているような終末期の医療ではありません。緩和医療とはがん患者さんを多方面から支援することを目的とした医療であり、この点から支持医療とよぶほうがわかりやすいともいわれています。また、がんと告知されうつ状態になることは珍しくなく、精神的な支援も大切です。つまり、心と身体の両面に対する支援が、がんと診断された早期から必要なのです。

残念なことに、治すための治療を受けたのだけれど、再発などで治ることが難しくなった状況では、がんと共存することが大切と考えられています。がんとの共存とは具体的にはどのようなことなのか、またどのように共存してゆくのかを、患者さん、ご家族、医療者が相談することも重要です。そしてまた、がんの痛みを軽減する放射線治療や、抗がん薬治療の副作用対策なども重要な治療法です。

本書ではそれぞれのケアについて、専門の立場から、5人の著者が実際の例も交えながら紹介しています。

がんだけでなく、すべての病気に共通することですが、病気を恐れない、しかし侮らないことが大切です。病気はわれわれの人生にいつでも起こりうる不幸なできごとのひとつですが、人間である以上、いつ起こっても受け入れなければなりません。そのためには、正しい知識を身に付けて、病気を理解し、その時々に応じて必要な支援を受けながら病気を克服することが大切なのだと思います。

埼玉医科大学国際医療センター　包括的がんセンター
佐伯　俊昭

目次

■患者さんのつらい気持ちをサポートする……112

第一章

がん治療中から始める支持・緩和医療

髙橋　孝郎

「がん治療」というと、みなさん、つらいものというイメージがあるかもしれません。患者さんの状態や治療法によってはつらい副作用を経験する場合もあるのですが、それがゼロにはならないものの、支持医療や緩和医療を一緒に行うととても楽になります。この本では、がんの治療中から始める支持医療、緩和医療について説明していきます。

がん治療はつらい？

❖がん治療による「全人的苦痛」

がん治療中や、初期治療（最初に行う抗がん薬治療）が終わった後の療養中に、「治療がだんだんしんどくなってきた」と苦痛を訴える患者さんがいます。

がん治療による苦痛は幅広く、まずは、痛みや吐き気といった、「身体面」のことがあります（図1）。しかし、それだけではありません。不安になったりうつ状態になったり、絶望したり、といった「心理面」の苦痛もあります。それから、「スピリチュアル

全人的苦痛 total pain

身体面
- 痛みなどの諸症状
- 食欲不振などによる栄養低下
- 治療の副作用（痛み、しびれ）
- 不眠、慢性疲労感

社会面
- 家族と家計の悩み
- 職業上の信望と収入の喪失
- 社会的地位の喪失
- 疎外感、孤独感

心理面
- 診断の遅れへの怒り
- 効果のない治療への怒り
- 容姿の変化
- 不安、抑うつ
- 絶望感

スピリチュアル面
- なぜこの私に起こったのか
- 家族に迷惑がかかる
- 何のために生きているのか
- これでも生きる価値があるのか
- 死への恐怖

図1 がん治療に伴う様々な苦痛

面」です。昔は〝霊的〟などと表していましたが、最近はカタカナを使うのが一般的になってきました。「なんでこんなことになってしまったのか」「死ぬのが怖い」、そういった感情は、宗教のありなしの問題ではなく、多くの患者さんに当たり前に湧いてくる感情であり、いろいろな苦痛が重なってくると増幅されていきます。こうした感情は「スピリチュアルペイン」（魂の痛み）とよばれています。また、「社会面」から起こる感情もあります。お金のこと、社会的な地位の喪失、失業といった、患者さんご本人にとってもご家族にとっても、影響の大きな変化が起こってきます。そして、これらの苦痛がすべて重なり合って「全人的苦痛（総合的な苦痛）」となるのです。

私たち医療従事者は、こうした苦痛を緩和していきたいと思っています。

◈がん緩和ケアは、終末期だけのものではない

がんの緩和医療、緩和ケアというのは、「がんと診断されたときから、生活の支障となる様々な苦痛を和らげて（緩和して）、あなたらしさを取り戻して生活の質を高める、あるいは治療が円滑に進められるようにして、よりよく生きられるようにサポート（支持）する」ということだと、私は考えています。このようなケアは、治療に関わるあらゆる医療スタッフが提供しますし、より難しい苦痛に対しては、私たち緩和ケアの専門家が対応します。

緩和ケアというと、どうしても暗いイメージをもつ人が多いようです。これまで緩和ケアについては、がんに対する治療の効果が発揮されづらくなった患者さんに、「そろそろもう、がん治療は終わりましょうか。あとは緩和ケアだけですね」、というような説明がされてきました。実際、緩和ケアは医師にとっても患者さんにとっても、あまり積極的に行いたい治療ではないという時代が続きました。そのため、患者さんから「受けたくない、そんな話は聞きたくない」と言われてしまうことがあって、私たちも戸惑うことがあります。しかし、いまの支持医療、緩和医療はそういうものではないのです。

緩和ケアに対しては、みなさん、〝心のバリア〟というものがあるのではないでしょうか。「自分は治療中なので緩和ケアは関係ない」「がんの治療は痛くて当たり前」「痛みは我慢するものだ」などと思うことも多いようです。それから、治療中にモルヒネなど医療用麻薬の鎮痛薬を使いますが、そうしたものは中毒を起こす

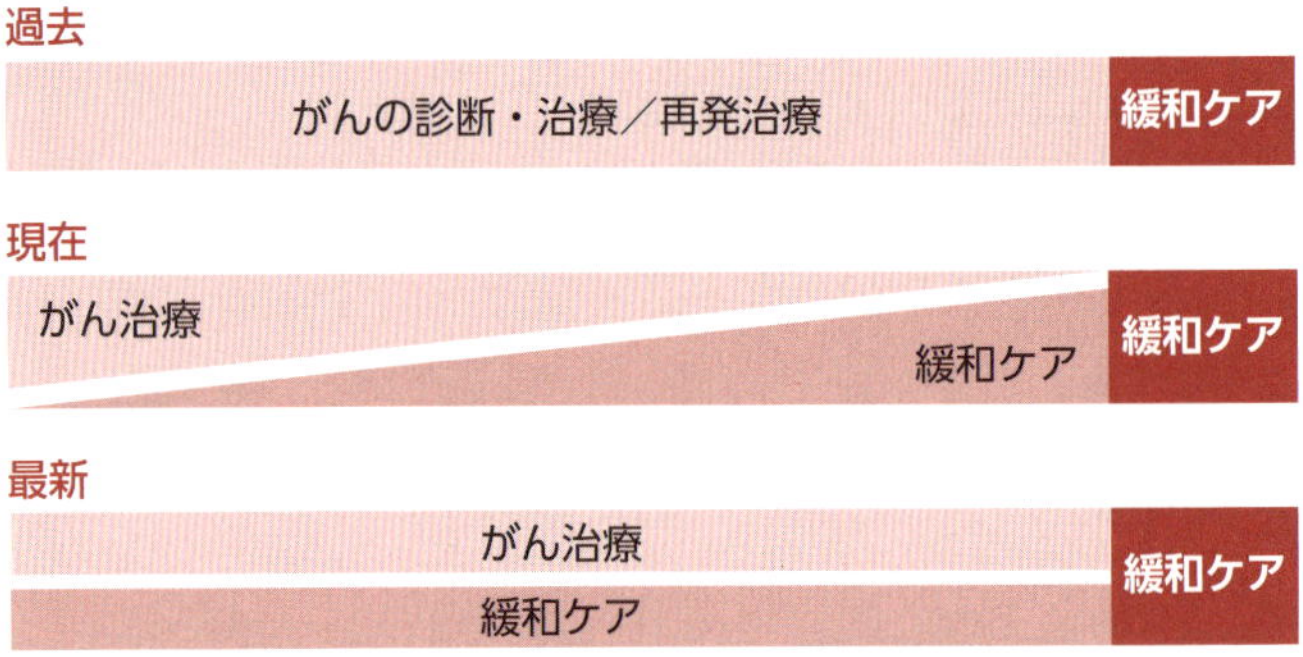
過去
がんの診断・治療／再発治療
緩和ケア
現在
がん治療
緩和ケア
緩和ケア
最新
がん治療
緩和ケア
緩和ケア

図2　がん治療と緩和ケアは車の両輪

から使わないほうがよい、と誤解している患者さんもいて、その場合は最も有効な鎮痛薬が使えなくなります。「緩和ケアというのは抗がん薬治療が効かなくなった場合に受けるものであって、そんな話は聞きたくない」という患者さんもいますし、「主治医にすすめられるまでは自分には関係ない」という患者さんもいます。これらは、緩和ケアに対する心のバリアだと思います。

現在では、がん治療が始まったときから緩和ケアも行い、がん治療の効果が発揮されづらくなった後にも、緩和ケアをそのまま継続するのが一般的です（図2）。がん治療と緩和ケアは両輪で進めるという考え方で、緩和ケアの重要性が注目されています。

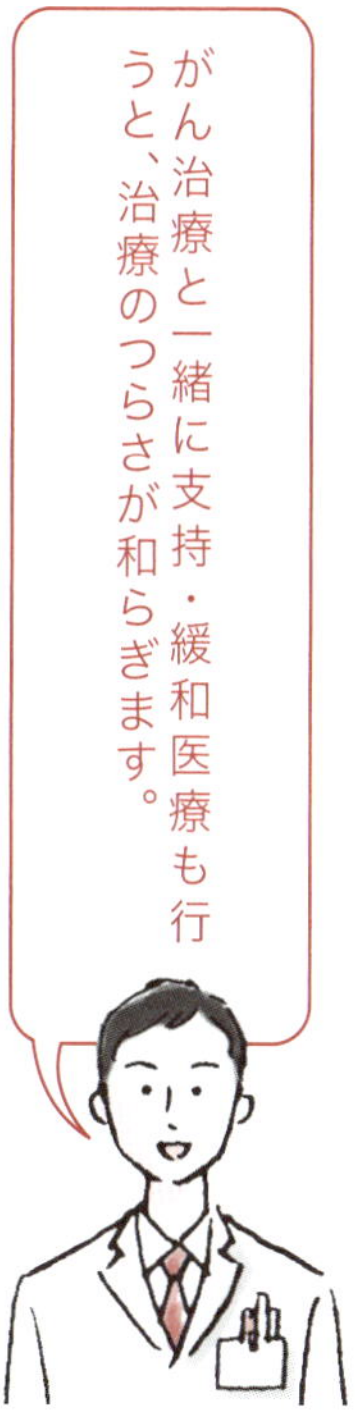
がん治療と一緒に支持・緩和医療も行うと、治療のつらさが和らぎます。

しかし、こうしたいまのがん緩和ケアについて知っている人は多くありません。一般の人を対象とした平成22年の日本緩和医療学会の調査では、緩和ケアは、治療と一緒に受けることができることを「まったく知らない」という人が約6割でした。

支持・緩和医療は第4のがん治療

❖がん治療をスムーズに進める

がんの治療には、手術、放射線治療、抗がん薬治療があります。

最近、分子標的薬、免疫療法など様々な種類の治療を耳にすると思いますが、これらも抗がん薬治療の一種ですので、主な治療の種類は3つです。支持医療や緩和医療は、こうした治療をスムーズに進めるために行われます。そこで私たちは、支持・緩和医療を「第4のがん治療」とよんでいます。

がんと診断されると、初期治療と

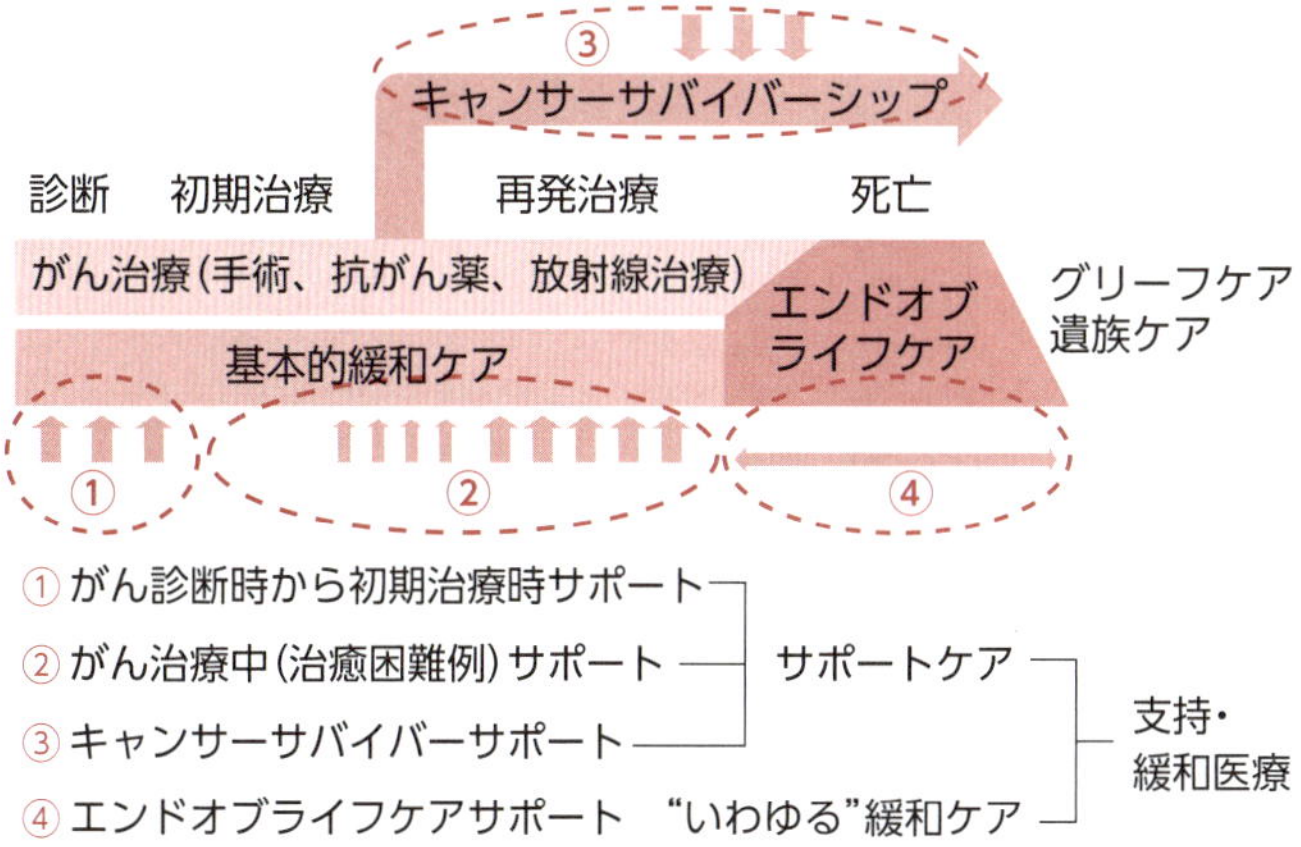

図3　がん診療におけるサポートケアと緩和ケア

いって、手術や抗がん薬治療など、がんを落ち着かせるための、あるいは治すための治療が始まります（図3）。この段階では必要かつ十分なサポートが重要です。がんを治すためには、手術を行いがんを切り取ってしまうことが第一です。さらに、目に見えないようながん細胞が残っているかもしれないと予想されるときには、科学的根拠に基づいて抗がん薬治療や放射線治療を行う必要があります。そのためには副作用を最大限に抑えて、治療を予定通りに完遂することが重要で、十分な支持療法が提供される必要があります。その後、少し落ち着いたけど再発した、というときに治癒困難となる場合もありますが、このときの治療目標は、生活の質（QOL）を最大限に維持することです。抗がん薬治療、放射線治療などを駆使してその達成を目指しますが、治療の副作用・後遺症対策や、がんがあるために現れる症状の緩和、気持ちのつらさへの支援、経済的・社会的支援はなくてはならないサポートです。もうひとつ、治療を受けて治った人、初期治療が終わって経過観察をしている人を「*がんサバイバー」とよびますが、そうした人に対するサポートもとても大切です。手術をした後で痛みが強くなったり、再発するのではないかという心配にずっと苛まれたりして、生活に支障をきたすようになる患者さんもいます。なかなか相談できるところもありませんので、そうした人のサポートも支持・緩和医療の仕事のひとつです。このように、がんの診断時から治療中、がんサバイバーとなったときまで切れ目なくサポートケア（支持医療）が行われます。そして、最後の「エンドオブライフ」の段階では、いろいろながんに対する治療が終わって、今度は様々な症状が出てきますから、それに対して支援をしていきます。ここでは、よくイメージされる、〝いわゆる〟緩和ケアが行われますが、これもとても大切です。

＊「がんサバイバー」とは、広義には、がんと診断された患者さんすべてを指しますが、ここでは狭義の初期治療が終わって経過観察中の患者さん（治った人を含む）を指します。

サポートケアと緩和ケア、両方を合わせて支持・緩和医療と考えればわかりやすいと思います。

抗がん薬治療中の身体的苦痛には、どのようなものがあるのでしょうか。嘔吐や脱毛といった一般的なイメージのほかにも、実際には様々な苦痛があり、さらに男性、女性で苦痛の感じ方がまったく異なります。国立がん研究センターが調べたところ、男性は痛み、吐き気、しびれが上位にあるのですが、女性の場合は髪の脱毛、まゆ毛の脱毛、足の爪がはがれる、という外見上の苦痛がとても大きいということがわかっています。サポートケアでは、こういった外見上の苦痛にも対処しています（アピアランスケア）。

２００９年のがん患者さんの意識調査というものがあるのですが、お金の負担が大きかったという人が７割を超えていました。そして、がん治療を通しての悩みや不満の原因は、精神的・身体的な苦痛が十分に緩和されていなかったことが60%以上でした。とくに、精神面についてはサポートが不十分、情報が少ないということもあります。しかしこれは、支持医療、緩和医療で解決できるものだと思っています。

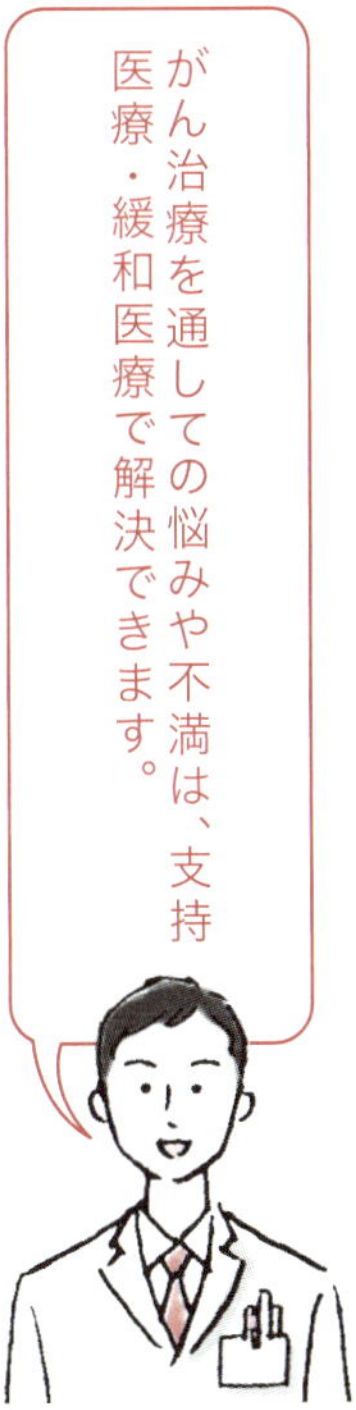

なぜ支持医療や緩和医療ががん治療に効果的なのか

支持医療や緩和医療ががん治療に必要なことは、きちんと証明されています。

がんの治療早期から緩和ケアを行ったらどうなるか、2010年に発表された重要な研究があります。肺がん患者さんに対して、腫瘍内科の医師が一般的な治療を行った場合（一般群）と、緩和ケアの専門家と治療の初めから一ヵ月に1回、1時間くらい時間をとって苦痛軽減を図ることを続ける場合（緩和ケア群）、その2つの群に分けて比較しました。そうすると、緩和ケア群では、生活の質はよくなり、うつや不安が少なくなる、ここまでは予測されていたことですが、驚いたことに生存率もよくなって、予後に大きな差がついたのです。寿命にも関係するという

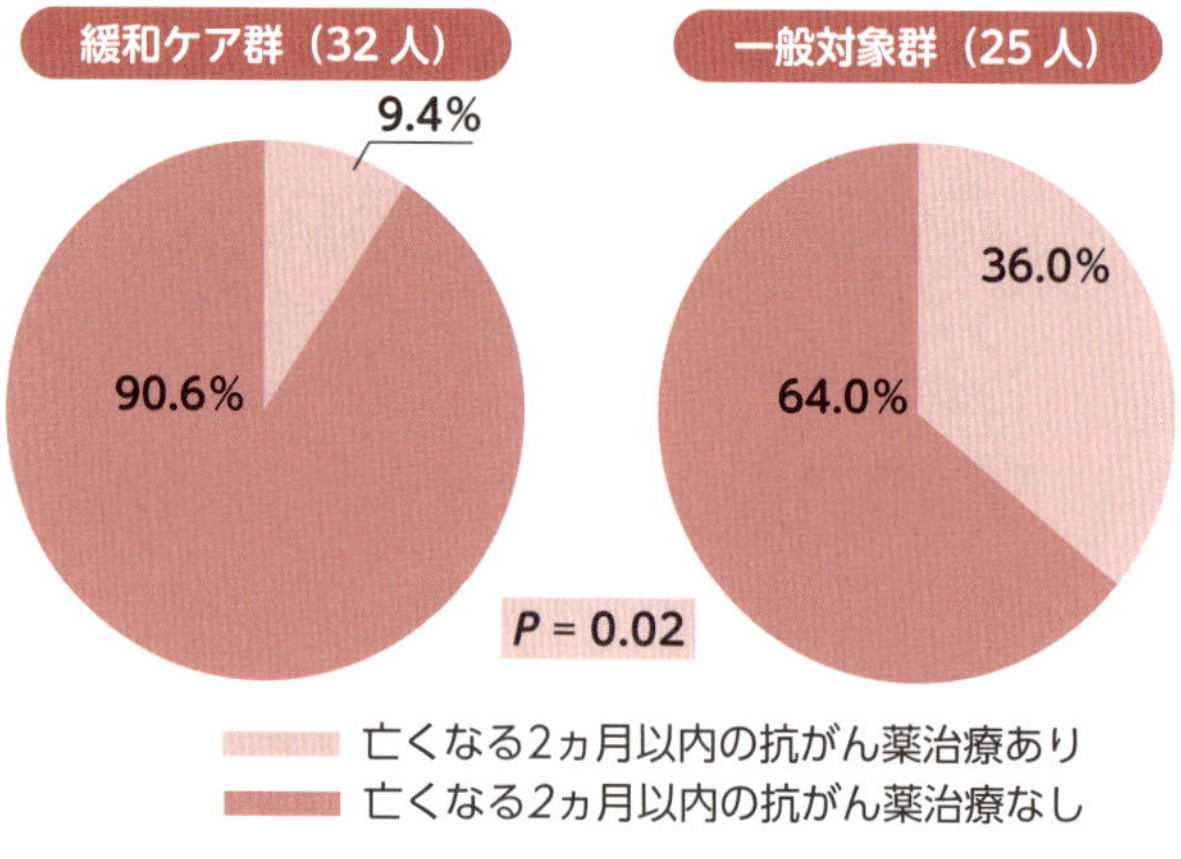

図4　早期からの緩和ケアの有無と末期の抗がん薬治療
（Temel JS, et al. J Clin Oncol. 2011;29:2319-26. より引用）

ことがわかり、とてもインパクトが大きく、このデータはその後の様々な研究に影響を与えました。

緩和ケア群でなぜ寿命が延びたのかというと、いろいろなことが考えられたのですが、一番影響が大きかったのは抗がん薬の止めどきです。亡くなる2ヵ月以内に点滴による抗がん薬治療を受けた人は、緩和ケア群では1割ぐらいだったのですが、一般群では3割以上でした（図4）。つまり、早めに抗がん薬治療をやめたことが寿命延長につながったのではないかということです。抗がん薬治療は長く続けると身体に負担が大きいのでしょう。ですから、患者さんと治療担当医との話し合いがとても大切です。いまの状態はどうか、いまの治療は何のためにやっているのか、治癒が可能なのかどうかということを、きちんと話し合うことが必要でしょう。

また別の研究ですが、がんと最期まで闘うと、QOLが下がったり寿命が縮んだりすることが明らかにされています。進行がんの治療というのは、支持・緩和医療と一緒に行い、共生を目指すよう上手に付き合っていくことが大切で、闘うのではなく共生することを考えたほうがよいでしょうということです（図5）。

厚生労働省もこうした研究を踏まえ、がんの対策について定めた法律であるがん対策基本法で「がん患者とその家族が可能な限り質の高い生活を送れるよう、緩和ケアが、が

抗がん剤で最後まで闘うと

- QOL（生活の質）が低下する
- 在宅やホスピスで亡くなる率が低下する
- ICUで亡くなる率が高くなる
- 最後に心肺蘇生処置を行われることが多くなる
- 寿命が縮む

進行がん治療＋支持・緩和医療
➡がんとの共生をめざす

図5　がんとの共生を目指す
（Wright AA.et al.BMJ.2014:348:g1219.より引用）

んと診断されたときから提供されるとともに、診断・治療・在宅医療など様々な場面で切れ目なく実施される必要がある」、と早期から緩和ケアをしようということにしています。

アメリカの臨床腫瘍学会（ＡＳＣＯ）から、２０１６年にガイドライン（治療指針、手引き書）が出ています。そこでは、「進行がんと診断されたら、８週間以内に緩和ケアに関わることを推奨する」、緩和ケアをがん治療早期から行ったほうがよいとすすめています。

また、そのなかで、いまどんな治療を行っているのかということを含め、よく話し合いをすること、今後どのような治療をしていくのか、今後どのように生活していくのかということの話し合い（アドバンスケアプランニング）をしておきましょう、ということも記載されています。これも非常に重要です。どんな病気でも一緒だと思います。いま、日本人は毎年百数十万人が亡くなりますが、ほとんどの場合が病気です。病気で亡くなるときは、人生の最終段階をどのように過ごしたいのか、事前に話し合っておかなければ、家族や医療者はどのように患者さんをサポートをすればよいのかわかりません。アドバンスケアプランニングというのは、がん以外の病気でも必要ですが、がん治療にとっては、とくに重要なものです。「最善をのぞみ、最悪の場合に備えましょう」、つまり患者さんにとって何が大切なのかを明らかにし、痛みや症状に備えましょう、ということです。

がん治療を成功させるには

がん治療を成功させるには、「攻撃」と「守り」の両方が必要です。がんに過不足のない攻撃を加えること、そのための手術や放射線治療、抗がん薬治療は大切です。しかし、守りはもっと重要で、それには最大限のＱＯＬを維持する支持医療や緩和医療が大切になってきます。がん治療と支持・緩和医療を同時に受けるのは、当然のことなのです（図6）。

そうした治療は、どこで受けたらよいのか。埼玉医科大学国際医療センターでは、支持医療科および精神腫瘍科の外来、がんのよろず相談も受け付けているがん専門看護外来があります。がん専門薬剤師外来もあり、抗がん薬の副作用のモニタリングや副作用対策を行っています。

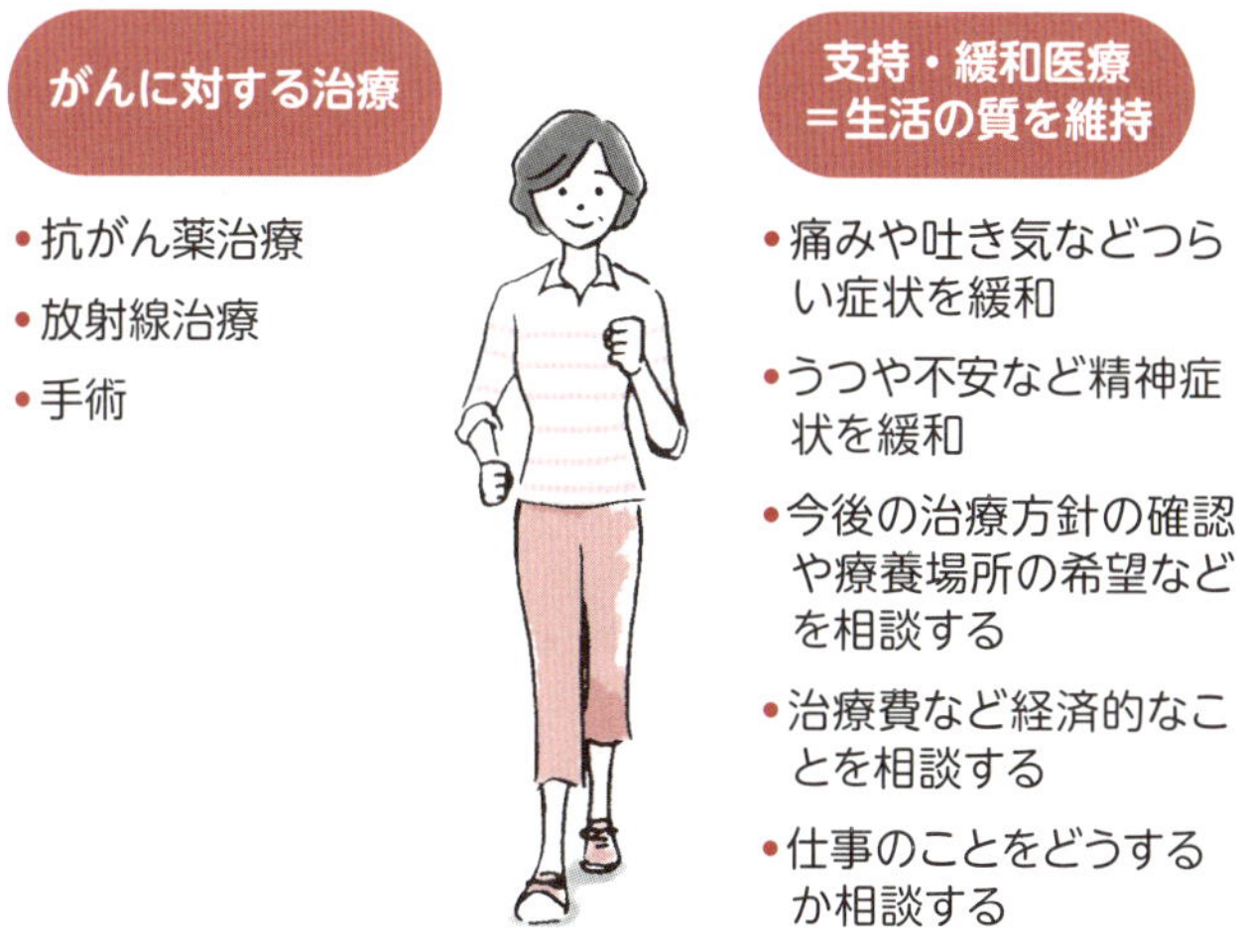
がんに対する治療
•抗がん薬治療
•放射線治療
•手術
支持・緩和医療
＝生活の質を維持
•痛みや吐き気などつらい症状を緩和
•うつや不安など精神症状を緩和
•今後の治療方針の確認や療養場所の希望などを相談する
•治療費など経済的なことを相談する
•仕事のことをどうするか相談する

図6　がん治療と支持・緩和医療は同時にスタートする

それからがん相談支援センターでは、がん治療中の経済的な部分や就労問題、福祉相談を担っています。

第二章

アピアランスケア

―治療中の外見の変化に対応する方法―

小島　真奈美

がん患者さんの外見のケア

この章では、第一章で紹介したがん患者さんに対する支持・緩和医療のうち、「アピアランスケア」について詳しく取り上げます。アピアランスケアと聞いて、よくご存じの方もいるかもしれませんが、初めて聞いたという方もいると思います。まず言葉の定義から説明します。

アピアランスケアとは、「医学的・整容的・心理社会的支援を用いて、外見の変化を補完し、外見の変化に起因するがん患者の苦痛を軽減するケア」といわれています。簡単にいうと、手術や抗がん薬、放射線治療などの副作用で出現した脱毛や皮膚障害、爪の変化など目に見える症状に対するケアです。

なぜアピアランスケアが必要なのでしょうか。第一章でも少し触れられていますが、数十年前は抗がん薬治療を受けると吐き気、だるさ、全身の痛みなど、身体の苦痛をみなさんつらいと訴えていました。近年は制吐剤（吐き気を予防する薬）や支持医療が発展することで、身体の苦痛の症状がかなり軽減されるようになりました。そのため現在では、とくに女性で脱毛や爪、顔の色、シミ、シワ

男性 264 名

順位	症状	順位	症状
1	全身の痛み	11	不眠
2	吐き気	12	味覚障害
3	発熱	13	治療部分の痛み
4	口内炎	14	食欲低下
5	しびれ	15	顔のむくみ
6	便秘	16	湿疹
7	下痢	17	かゆみ
8	頭痛	18	頭髪の脱毛
9	だるさ	19	息切れ
10	足のむくみ	20	足の爪がはがれた

女性 374 名

順位	症状	順位	症状
1	頭髪の脱毛	11	足のむくみ
2	吐き気	12	顔の変色
3	しびれ	13	手の爪が割れた
4	全身の痛み	14	口内炎
5	便秘	15	手の爪がはがれた
6	まつ毛の脱毛	16	不眠
7	だるさ	17	二枚爪
8	まゆ毛の脱毛	18	発熱
9	足の爪がはがれた	19	顔のシミ
10	味覚障害	20	顔のむくみ

表1　抗がん薬治療の副作用による苦痛度ランキング（国立がん研究センター）

などの苦痛が多く訴えられるようになり（表1）、こうしたケアを重点的に医療者側も支援していこうと、アピアランスケアが広まりつつあります。

◈がん治療による外見の変化とは？

がん治療によって、身体のどの部位に外見の変化が起きてしまうのでしょうか。まず手術の場合ですが、皮膚を切除することで身体の変形が起こったり、20～30センチくらいの傷が残ることもあります。それからリンパ節を切除することで腕や足がむくんだり、肛門近くや膀胱にがんがある方は人工肛門をつける場合もあります。

化学療法（抗がん薬）で一番大きな外見の変化は、脱毛です。また、しびれなどの末梢神経障害や、全身や顔に発疹ができてしまう痤瘡様皮疹（ざそうようひしん）、爪の周囲に炎症や痛みが生じる爪囲炎（爪障害）、手のひらや足の裏が真っ赤になってしまい、場合によっては歩けなくなってしまう手足症候群という症状が生じることもあります。

放射線療法で一番つらさを訴えられるのは、皮膚炎です。皮膚が熱くなったり、発赤が出たり、はがれたりすることがあります。放射線を当てた部分に汗が出なくなることもあります。また、リンパ浮腫になったという方もいます。

乳がんや前立腺がんの方に行われる内分泌療法（ホルモン剤）では、ホットフラッシュ（更年期様症状）が起こります。更年期を迎えた女性の方は経験されたこともあるかと思いますが、急にたくさんの汗が出てきてしまい、メイクが崩れてしまったり、汗染みで衣類が気になったりする方もいます。また、体重が増えたり、シワやシミが増加するという変化が生じます。

◈脱毛に備えて髪は短くカット

つぎに、外見の変化に対する対応方法について紹介します。まず脱毛からです。

脱毛は、治療によって毛母細胞（髪の毛や体毛をつくりだす細胞）が破壊されることで起こります。治療をしない場合でも、1日に100本くらいの髪の毛が抜けるといわれているのですが、抗がん薬を使うと治療を始めて10～14日目ごろから徐々に脱毛が始まってきます。髪の毛だけでなく、まゆ毛、まつ毛、鼻毛など、身体の様々な毛が脱毛してしまいます。

では、髪が脱毛してしまったときに、どのようなケアをしていったらよいのでしょうか。脱毛によって長い髪が落ちてしまうととてもつらいという患者さんもいますので、事前に髪を短くカットしておいたほうがよいのではないか、と私はアドバイスしています。それからウィッグ（かつら）を、あらかじめ準備しておくのがよいかと思っています。ウィッグには、人毛、人工毛、ミックス毛といくつか毛髪の材料があります。それぞれ特徴があるので、扱いやすいもの、またご自身の毛髪に似た材質を選ぶのもよいと思います。

脱毛が始まったら、ヘアキャップを使うことをおすすめします。部屋中に髪が落ちるととてもつらく、悲しくなってしまうという患者さんは多いです。また掃除の手間にもなります。キャップをかぶっておくと、そのなかで髪が抜け落ちますので、そのまま捨てられるという利点もあります。

それからシャンプー。一般的なシャンプーには、髪をコーティングして保護するためのシリコンが入っていることが多いのですが、そうしたシャンプーには界面活性剤というかなり洗浄力の強い洗浄成分が入っていることが少なくありません。シリコンの使われていないノンシリコンシャンプーは洗浄力の穏やかなものが多いので、できればそうしたものを選ぶとよいと思います。ただ、シャンプー剤の種類についての医学的なエビデンス（どちらを使ったほうがよいといえる統計的なデータに基づいた根拠）はないので、自分で使って刺激を感じないものがよいと思います。

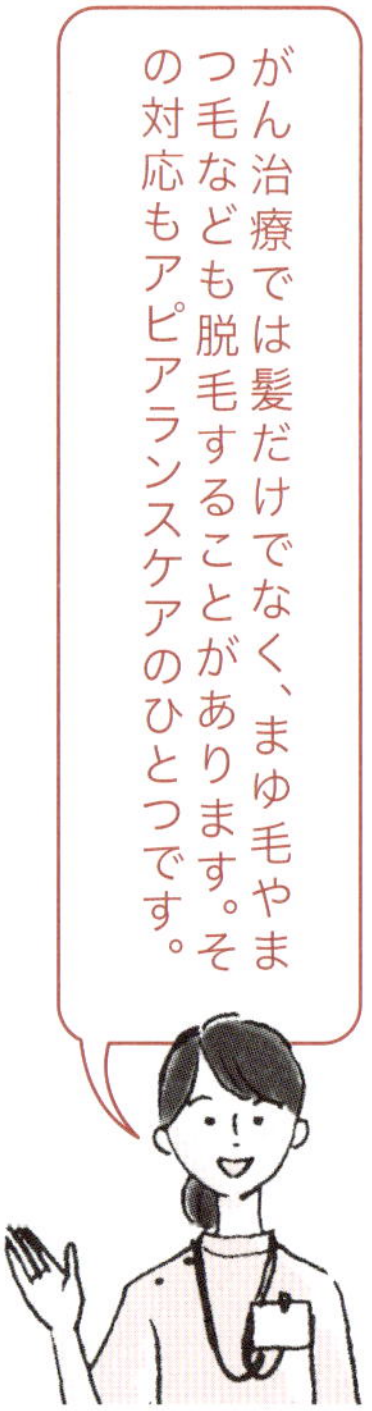
がん治療では髪だけでなく、まゆ毛やまつ毛なども脱毛することがあります。その対応もアピアランスケアのひとつです。

脱毛してしまったら、頭皮のケアが必要になってきます。薬用シャンプーはフケやかゆみを防ぐ成分や抗菌成分が入っているので、おすすめしません。リンスは毛髪を保護する役割のものですので、治療で髪がなくなっている状態のときには必要ありません。

◈まゆ毛がなくなってしまったら？

抗がん薬治療により、まゆ毛も脱毛することがあります。普段でもまゆ毛を左右対称に描くことは簡単ではありません。それが、まゆ毛がなくなってしまったら描きづらいと思います。

それに対し、治療前にまゆ毛の写真を撮っておき、それを見ながら描くということや、まゆ毛の型紙を作っておくという方法もあります。また、お店の化粧品売り場ではアイブローテンプレートや貼るつけまゆ毛も売っていますので、そうしたものを利用するのもよいでしょう。

まゆ毛を描くときのコツは、まゆ頭、まゆ山、まゆ尻の3点です（図1）。目頭の線上にまゆ頭がくるように印をつけます。黒目のところがまゆ山になるので、そこにまた印をつけます。それからまゆ尻は、鼻と目尻を結んだ線ですので、ここにも印をつけて、そのまま結ぶと自然なまゆ毛が描けるといわれています。

❖爪障害が起こったら

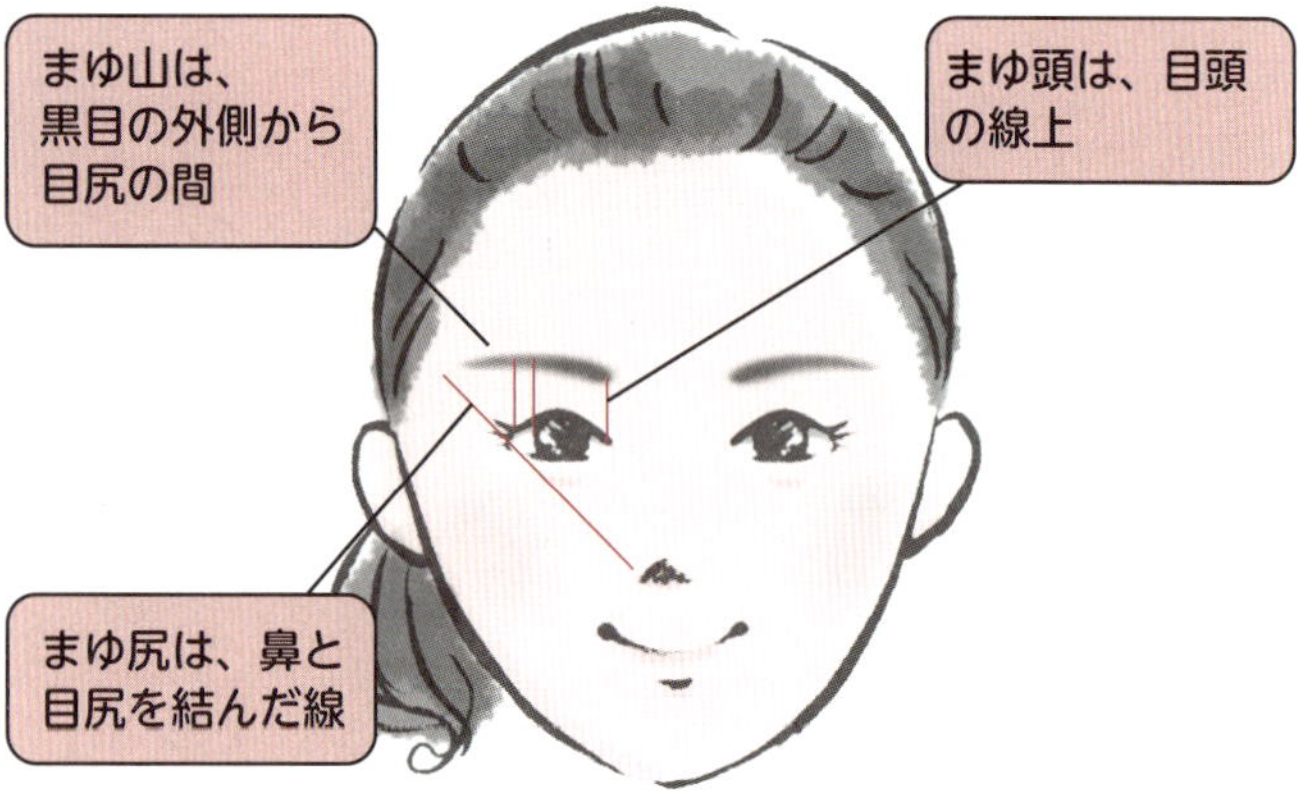

まゆ山は、黒目の外側から目尻の間
まゆ頭は、目頭の線上
まゆ尻は、鼻と目尻を結んだ線

図1　まゆ毛の描きかたのコツ

つぎは、爪の障害についてです。

爪は皮膚が角質化したもので、皮膚の一部です。抗がん薬治療を行うと、治療で爪母（そうぼ）細胞（爪をつくりだす細胞）が影響を受けるため、爪に障害が起こるといわれています。爪がないと、指先に力が入らなかったり、細かい手作業ができなかったり、歩行障害が起こる可能性があります。

爪が伸びると、通常は爪切りで切ることが多いと思いますが、治療で爪障害

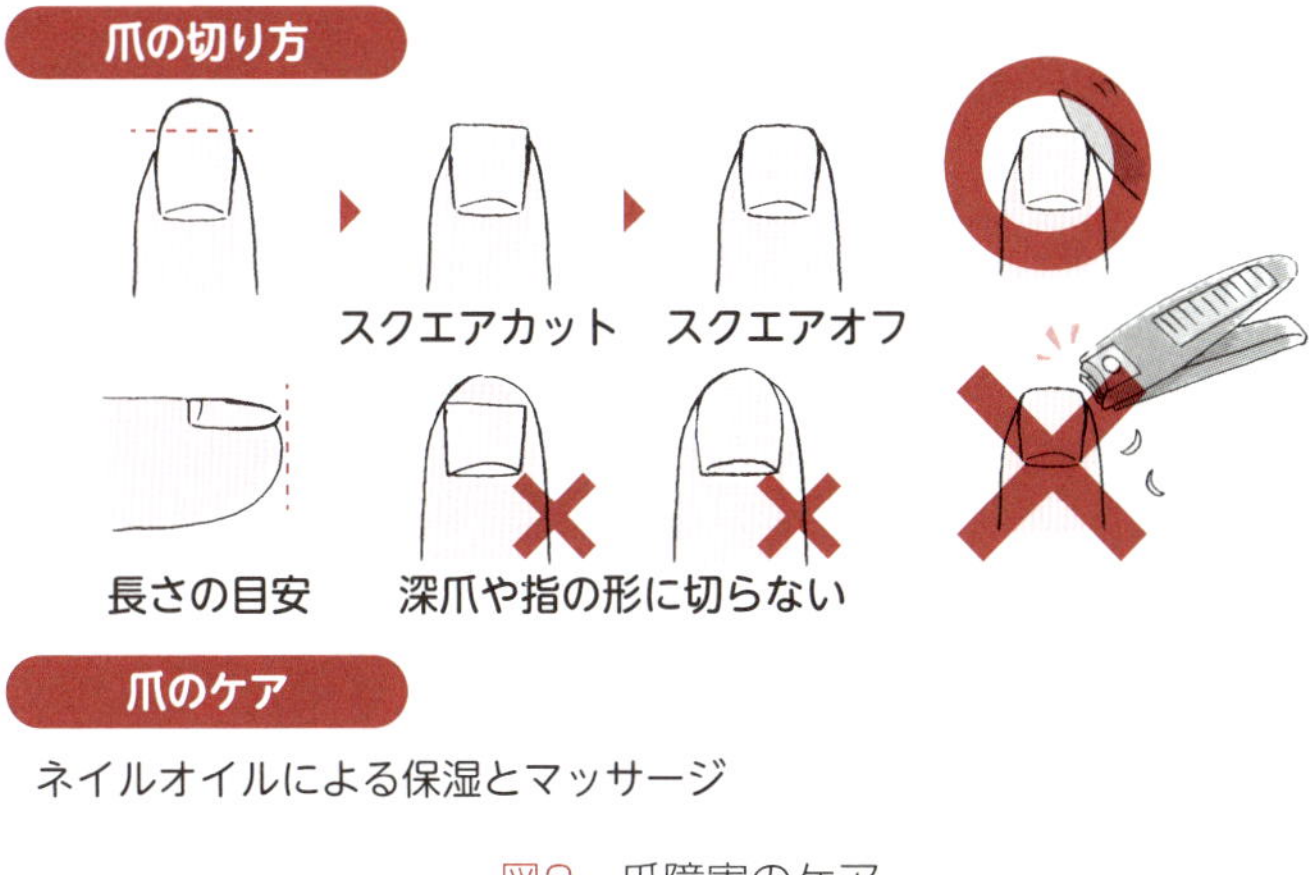
爪の切り方
スクエアカット
スクエアオフ
長さの目安
深爪や指の形に切らない
爪のケア
ネイルオイルによる保湿とマッサージ

図2　爪障害のケア

が起きた方の爪はとても脆弱で、爪切りを使用すると爪が割れたり、爪の周囲に傷ができ、感染が起こる場合があります。爪のケアは、ネイルファイル（爪やすり）を使って、一方向にやすりをかけて爪を整えていきます（図2）。

爪を整えるときは、「スクエアオフ」という、四角い形になるように切っていきます。スクエアオフという形は、爪の面積が広くなるので衝撃に強く、また角を丸くするので巻き爪にもなりにくいといわれています。

それから、爪が乾燥すると亀裂が入ったり割れやすくなるので、保湿も大切です。爪に油分を補って保湿できるネイルオイルというものがありますので、それをつけて爪を保護するのもひとつの方法です。

治療によって、爪が黒く変色することもあります。それに対して、マニキュアを塗るのももちろんよいのですが、普段から塗っていないとつけにくい、塗りたくないという方もいます。普段つけている方でも、爪が黒くなってしまうと、ピンク、オレンジなど薄い色のマニキュアはきれいに発色しづらいので、シルバーのマニキュアを爪の根元に塗る、ビーズをつける、という方法で、変色をいかしておしゃれをするのもおすすめです（図3）。ただ、爪に炎症があるときは感染することもあるので、やめていただきたいと思います。

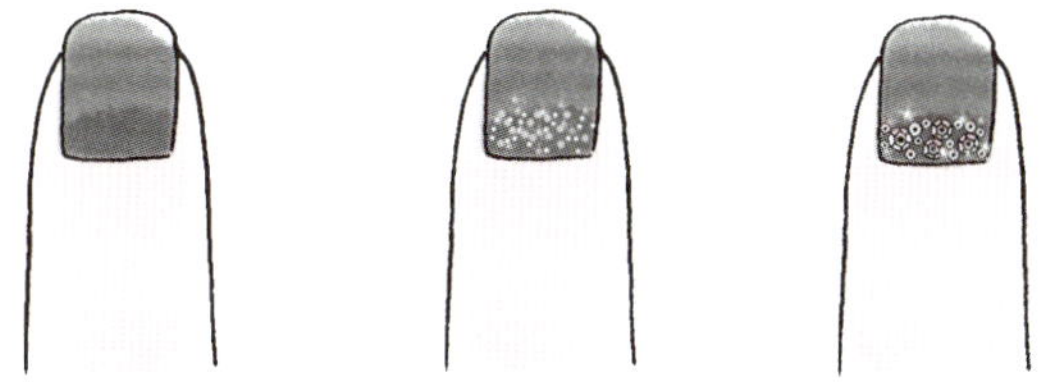

※爪周囲に炎症があるときはできません

図3　爪の変色をいかしたおしゃれ

❖シミ対策には規則正しい生活を

シミは、皮膚の奥にあるメラニン細胞が刺激を受けて、紫外線を防ぐ色素であるメラニンの生産が多くなることでできるといわれています。ホルモンの変化も原因といわれていますが、よくわかっていない現象です。そして、シミが増えることも、がん治療の影響のひとつです。

では、もしシミが顔にできてしまったら、どうケアするか。シミをなくすには、肌の生まれ変わり（ターンオーバー）を早くすることが大切です。ターンオーバーを早めるには、十分に睡眠をとる、バランスのよい食事を摂る、ストレスをためないことが必要です。ターンオーバーにかかる日数は14日ほどですが、年齢が上がっていくと20日くらいになってきます。ですが、生活を整えることで、ターンオーバーしやすくなるといわれています。それから、洗顔するときは、洗顔料を水またはぬるま湯で泡立てておくことも大切です。よく泡立てることで、十分な洗浄力を発揮します。寝ているあいだは汗をかきますので、朝はしっかり洗顔料で洗い、そのほかのときは、できればぬるま湯で洗う。もちろん、お化粧のあとはきちんとメイクを落として洗うことが必要です。

シミの悪化を防ぐには、紫外線を避けることも大切です。紫外線を浴びるとメラニンがつくられ、それがシミの原因となりますので、シミを防ぐにはメラニンを増やさないことが重要です。暑い時期だけでなく、一年中、紫外線は出ています。冬は紫外線の量が少なくなりますが、日焼け止めはとても大切です。

日焼け止めには、ＳＰＦ（sun protection factor）という数値が表示されています。ＳＰＦは紫外線の予防効果の目安で、「ＳＰＦ１」は日焼け予防効果が20分ということを示しています。ＳＰＦ30や50などの製品があり、私は数値が高いほうがよいと思ってＳＰＦ50を使っていますが、実際にはＳＰＦ30ぐらいで十分です。ＳＰＦ30なら、30×20分で６００分、10時間ぐらい日焼け止め効果がもつとされています。また、日焼け止めは、紫外線吸収剤が入っていないノンケミカルの製品をおすすめします。紫外線吸収剤は、紫外線を防ぐ効果が高いのですが、その分、肌への負担が大きかったり、刺激を感じたりすることもあるようです。ノンケミカルの日焼け止めは、商

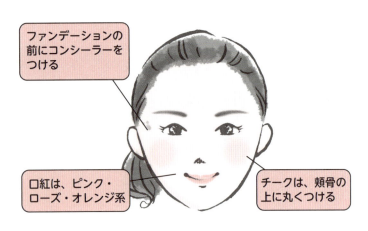

図4　シミをケアするためのメイク方法

品のパッケージに表示されていますので、お店で選ぶときに確認してください。

また、日焼け止めを塗る以外にも、帽子をかぶる、長袖の服を着る、日傘を差すという紫外線予防の方法もあります。紫外線量が多い8～16時の時間帯は、できればウォーキングや運動を避ける、あるいは帽子や長袖を着て行う、ということでよいと思います。

シミができてしまった場合は、メイクでカバーしていきます。とくにシミの部分はコンシーラーをつけて、その上にファンデーションを塗るというのも、シミのケアになります（図4）。また、顔色が悪かったりくすみがちであれば、頬骨の上に丸くチークを入れて赤みを出したり、口紅をつけることで顔が華やかな印象になります。

アピアランスケアのQ&A

アピアランスケアは徐々に広がりつつあります。しかし、根拠のない情報も少なくありません。

◈シャンプーは毎日しないほうがいい？

脱毛が始まってからのシャンプーは毎日しないほうがいいのではないか、毎日するとどんどん髪の毛が抜けてしまうのではないかと聞かれることがあります。頭皮からは皮膚の1.5倍の脂が出ますので、脱毛したときでも、きちんと毎日シャンプーはしたほうがよいとされています。また、シャンプーは肌にやさしいベビーシャンプーがよいのではないかと思われることもあるのですが、実はベビー用はかなり低刺激で、洗浄力が弱く、私たち成人の頭皮の脂は落ちません。そのため、ベビーシャンプーはおすすめしません。

最近では、脱毛予防として、抗がん薬治療前に頭皮を冷却したほうがよいのではないかとされています。海外で研究が行われていて、頭に機械をかぶって頭皮を冷やします。脱毛する前から頭皮を冷やしておくと、髪の毛の脱毛が少なくなったという研究データが示されています。海外では少しずつ使われていますが、日本ではまだ臨床試験中です。ただし、頭を冷やすと副作用として頭痛が起こる場合もあります。

❖ジェルネイルをしたいのですが…

最近、ジェルネイルをする人が多くなりました。マニキュアのようなものですが、合成樹脂をUVライトやLEDライトで固めるので、もちがよくとても便利なものです。このようなジェルネイルを、爪が黒くなったときに塗ってもよいのか、という質問を受けることがあります。治療による爪障害で弱くなった爪は、損傷したり、ジェルの長期の接着で、カビが生えて感染症になることもあります。そのため、爪の障害のある方にはあまりジェルネイルはおすすめしません。

❖ひげはどのように剃ったらいい？

男性の方ですと、ひげをカミソリで剃ることもあると思いますが、カミソリで少しでも皮膚を傷つけてしまうと、感染の原因になってしまうこともあります。カミソリがいけないわけではないのですが、できるかぎり電気シェーバーを使っていただきたいです。電気シェーバーも、皮膚を保護するようなものもあるようですので、それを使うのもよいかと思います。

身体の洗い方は？

汗をかいたときには、身体をゴシゴシと洗いたい、そう思ってしまうかもしれません。しかし、治療で肌は弱くなっているので、石けんなどの泡をたくさん立てて、その泡を身体にのせてやさしく丁寧に洗ってあげるほうがよいと思います。

埼玉医科大学国際医療センターでは、平成26年から「アピアランスケアサロン」を始めています。美容の専門職が月に2回来ており、ウィッグのつけ方の相談や、爪のケア方法のアドバイス、ハンドマッサージを受けることができます。施設外の方も受け入れは可能ですので、ケアを受けてみたい場合は、ぜひご相談ください。

アピアランスケアには根拠のあるものもありますが、明確なケア方法が確立されていない場合もあります。病院から処方されない製品はとくにこだわる必要がない場合もありますので、ご自身に合ったものを使っていただければと思います。

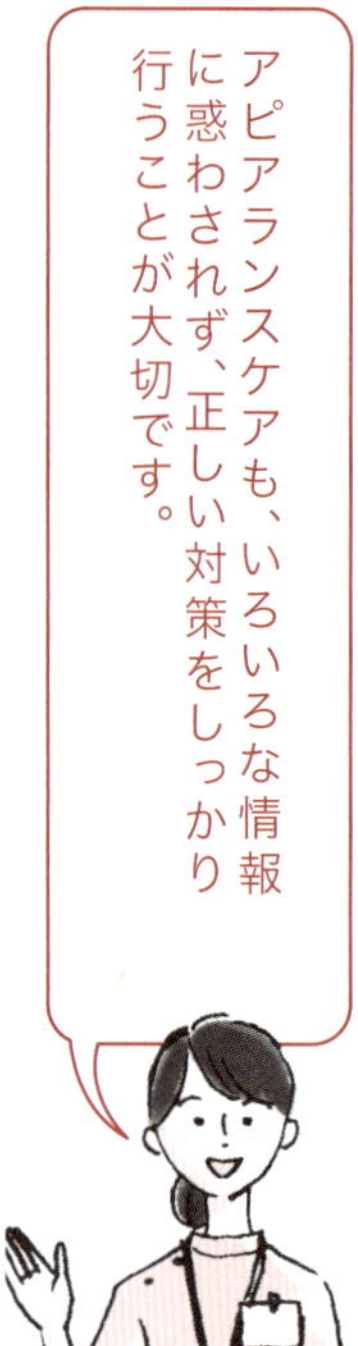
アピアランスケアも、いろいろな情報に惑わされず、正しい対策をしっかり行うことが大切です。

＜参考図書＞

国立がん研究センター研究開発費 がん患者の外見支援に関するガイドラインの構築に向けた研究班（編）．がん患者に対するアピアランスケアの手引き2016年版．金原出版．東京．2016年．

国立がん研究センター中央病院アピアランス支援センター 野澤桂子、藤間勝子（編）．臨床で活かすがん患者のアピアランスケア．南山堂．東京．2017年．

第三章

抗がん薬治療を支える薬剤師の役割

―あなたに伝えたいこと―

藤堂　真紀

「がん専門薬剤師」という薬剤師がいます

薬剤師というと、病院でどんな仕事をしていると思いますか？

薬の調剤だけしていればよいという頃もあったのですが、いまはそんな時代ではなくなりました。患者さんにより近いところで、薬の管理や副作用のチェック、医師へ適切な処方提案をする、そうした役割が求められるようになりました。

とくにがん領域では、医師や看護師と協力して、薬剤師も外来で患者さんに治療についてしっかり説明し、副作用がないか、きちんと薬を飲んでいるかどうか、適切に抗がん薬治療が実施できているかどうかを確認する必要性が高まってきました。また、がん専門薬剤師の認定制度があり、私も日本医療薬学会という学会の認定を受けたがん専門薬剤師としてはたらいています。

がん専門薬剤師の主な役割は、つぎのとおりです。

- 抗がん薬の適切な説明と指導
- 副作用対策（支持療法）の立案
- 投与量の適切な設計および確認・監査
- 治療中に副作用が出現していないかの継続確認
- 地域の保険薬局薬剤師との連携

この章では、具体的な例を交えながら紹介していきます。

◈抗がん薬治療に対する不安をサポート

「薬の副作用が怖い」「薬の説明をちゃんとしてもらえるのか不安」「薬の副作用で治療が続けられなくなってしまうのではないか不安」――抗がん薬治療の薬に対して、がん患者さんは不安になります。私ががん治療を受けることになっても、同じように感じると思います。

抗がん薬の副作用には、代表的なものとして、吐き気、食欲低下、皮膚障害、口内炎、だるさ、しびれなどがあります。すべてが起こるわけではなく、薬によって異なりますし、個人差もあります。吐き気に対しては、昔に比べていろいろな薬が非常に進化していて、うまくコントロールすることが可能ですので、あまり不安にならなくても大丈夫です。また最近、免疫チェックポイント阻害薬が開発され、従来の抗がん薬とは異なる副作用が報告されています（急な副作用が起こることもあります）。

しかし、副作用はやはり個人差も大きいものです。たとえば、口内炎ができやすい薬もありますが、それを使ってもまったくできない人もいます。

副作用に対して大切なことは、やはり早期からできるだけ予防して、しっかりマネジメントしていくことです。

現在の抗がん薬は、注射薬、内服薬など、非常にたくさんの種類があります。ほとんどが入院して点滴の抗がん薬を使うという時代もありましたが、いまは外来治療にシフトしていて、点滴も日帰りで受けられるようになっています。そして、分子標的薬という新しい抗がん薬もたくさん出てきていて、これらは副作用が非常に多岐にわたっています。とても変わった副作用が現れる場合もあります。

現在では、表面的な説明だけでは、外来通院での治療に必要な情報提供がうまくカバーできないという状況になっています。ですので、医師や看護師と連携したチームで患者さんに対応することはもちろんですが、薬剤師による包括的かつ綿密な指導の必要性が高まってきています。

◈個別指導が大切

抗がん薬治療では、一人一人の患者さんに個別に指導することがとても重要です。私も普段、薬や副作用について患者さんに説明しているのですが、丁寧にすると、とても時間がかかります。以前は、病棟での仕事をしながら、その合間に外来の患者さんに説明する、というようなこともしていました。しかし、外来の待合室の椅子で説明するのでは、どんな薬を使用しているのかなど、まわりの方に話し声が聞こえてしまいますし、無理がありました。やはり、お一人ずつ個室で丁寧に指導する必要があります。

そこで、埼玉国際医療センターでは、２０１４年６月、薬剤師外来を立ち上げました（図１）。薬剤師が独立して運営しているのではなく、主治医の指示のもと、連携して継続介入していくというコンセプトです。２０１５年４月には専用のホットラインも開設し、電話相談

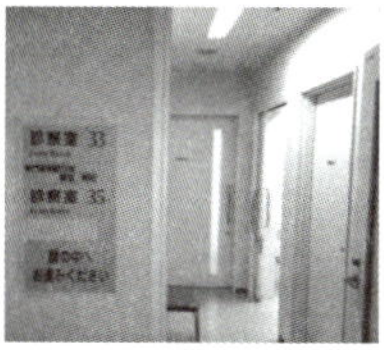

対応している診療科

包括的がんセンター内の診療科　婦人科腫瘍科
乳腺腫瘍科　消化器腫瘍科
泌尿器腫瘍科　皮膚腫瘍科
呼吸器内科
（その他主治医から依頼があった場合）

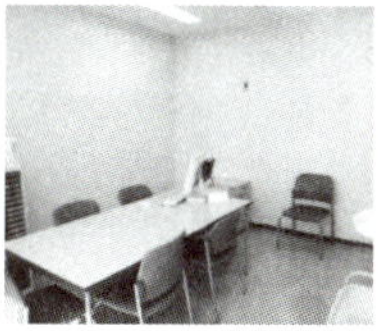

対応している曜日

月曜日～土曜日　（休日を除く）

対応している薬剤師

がん専門薬剤師（日本医療薬学会）
外来がん治療認定薬剤師（日本臨床腫瘍薬学会）

図１　薬剤師外来

も受け付けています。

薬剤師外来では、薬剤師による診察前患者面談をしています（図2）。患者さんは来院すると、まず採血をするのですが、待ち時間がとても長く、1時間くらいかかってしまうこともあります。その待ち時間を利用して面談しています。このときに、副作用について心配に思っていることなど、患者さんからしっかりお話を聞いています。同時に、内服薬に関しては残数チェックも行っています。高額な薬も多いので無駄な余りを出さな

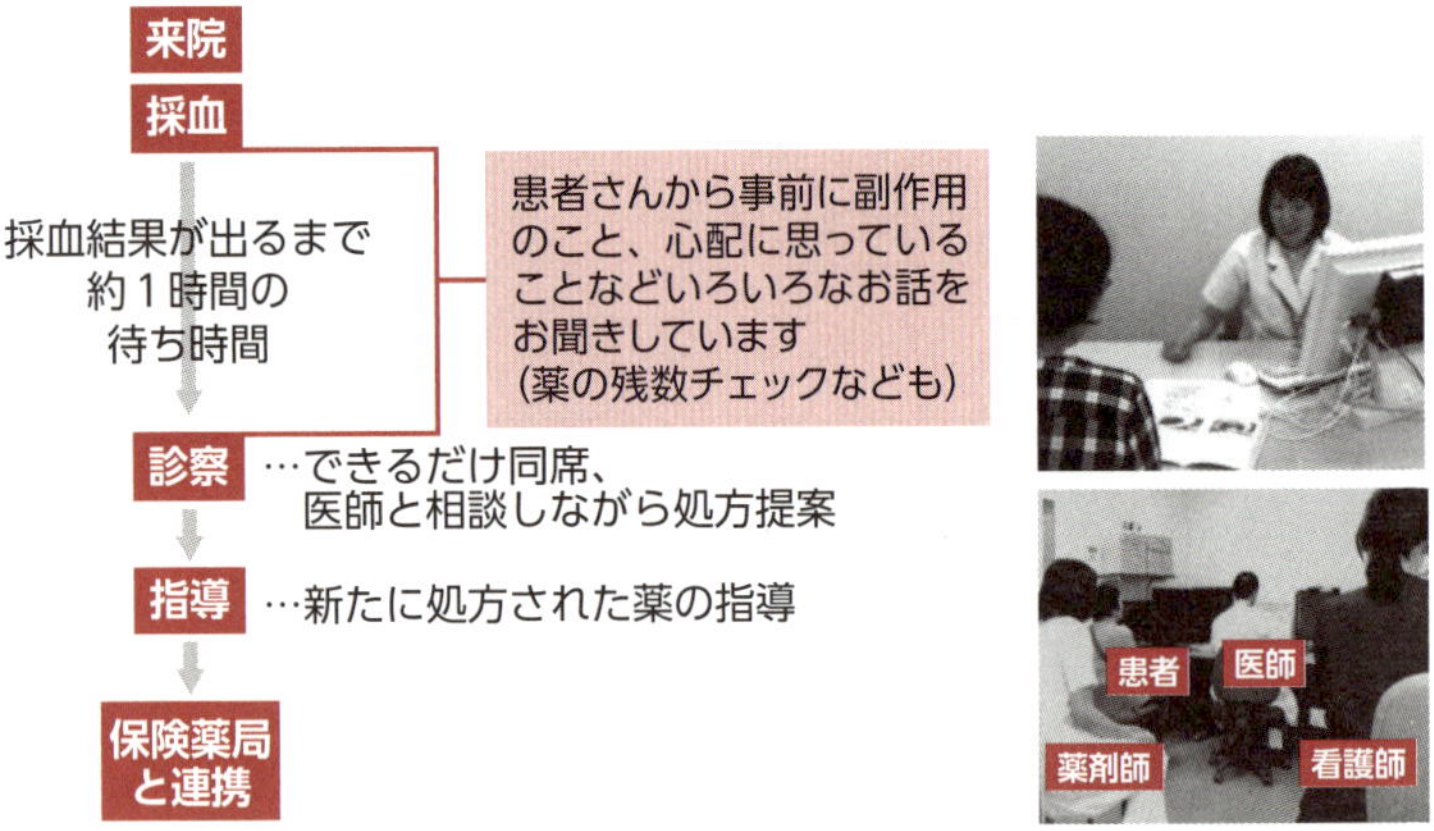

図2　薬剤師による診察前患者面談

いこと、内服がきちんとできているかの確認をすることにおいてとても重要です。

面談での情報を整理したうえで、できるだけ診察に同席し、主治医と相談しながら処方提案をしています。そこで新しい薬が処方されると、また指導が必要になりますので、診察の後で新たに指導します。主治医の診察に同席することで、治療において医師、薬剤師が同じ方向で考えていくことができるため、可能な限り同席するようにしています。

薬が院外処方の場合は、かかりつけの薬局へ電話連絡をしています。病院での医師の診察や薬剤師による面談を踏まえて、「このように薬の指導をしてほしい」ということがあっても、事情を知らない院外の保険薬局薬剤師が指導すると、少し内容が変わってしまうということもあります。そのため、病院と同じように薬の指導をしてもらえるように、地域の保険薬局薬剤師と情報を共有しています。

また、薬の総合的なチェックも行っています。たとえば、埼玉医科大学国際医療センターの乳腺腫瘍科で抗がん薬治療を始める方がいて、同時に支持医療科で医療用麻薬の治療も開始される、そのほかに糖尿病内科で薬を3種類、他院で2種類、サプリメントも飲んでいる。そうした患者さんの場合は、食生活も含めて、薬物間相互作用について総合的にチェックしています。薬同士や食べものとの相互作用を心配される患者さんもいますので、そういったところも事前にチェックをして、相談を受けたり指導したりしています。

がん領域では、医療用麻薬を使って緩和ケアをすることも少なくありません。痛みを取ってくれる大切な薬ですが、不安に思ってうまく使えないという患者さんも多くいます。安心して使用できるように、緩和ケアに関しても薬剤師が指導しています。

このようにして、患者さんの生活に応じた指導を行い、安心して治療が続けられるようにしています。お薬手帳を持参しない方も多いですが、こうしたときに必要ですので、お薬手帳は必須アイテムです。

薬剤師外来は、主治医と密な関わりをしていきますが、それ以外にも、他科のいくつかの診療科の医師や、看護師と連携することもあります。また、患者さんのなかには、入院と外来を行き来する方もいらっしゃいます。入院時は病院の薬剤師、外来では地域の薬局の薬剤師が薬の指導をすることになりますので、薬剤師同士のコミュニケーションも大切にしています。

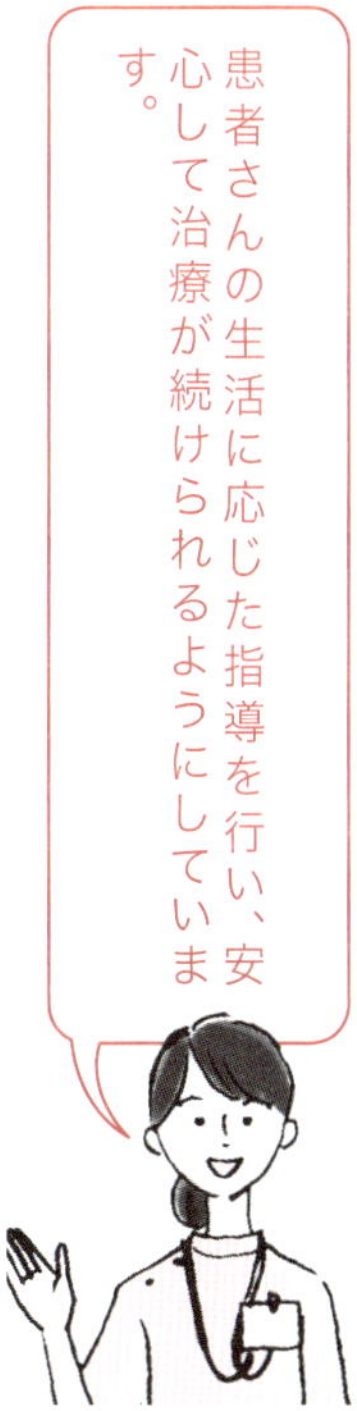

治療への関わり方

❖副作用の口内炎に悩んだ患者さん

がん専門薬剤師の、がん患者さんとの関わりについて、具体的なエピソードを紹介します。

腎細胞がん患者さんで、分子標的治療薬を内服されている方がいらっしゃいました。抗がん薬の副作用と思われる口内炎がまったく治らないと、主治医から私に連絡があり、お話をうかがってみることになりました。

患者さんのお話を聞くと、市販の口腔用ステロイド（商品名「ケナログ」）と、うがい薬（商品名「イソジン」）を使っているといいます。それでも治らない。口のなかが痛くて、食事にも1時間かかってしまうし、歯磨きができず水でうがいだけしている。痛くてうまくしゃべれない、口が乾燥して唇同士がくっついてしまう、というのです。口のなかには、白い苔（こけ）のようなものがついていました。この方は、痛みがひどいので、抗がん薬治療がいったん中止になってしまっていました。

口内炎のひとつに、カビが原因で起こるカンジダ口内炎というものがあります。歯磨きができず口のなかがあまり清潔でない状態でステロイド軟膏を使い続けてしまうと、カビが発生してカンジダ口内炎になってしまい、これにより粘膜障害や疼痛を引き起こします。口腔外科の医師とも相談して、この患者さんはカンジダ口内炎であろうということで、対処薬を変えていくことにしました。

このような場合、まずは歯磨きで口内を清潔にすることが第一です。この患者さんは歯磨きをすることが難しくうがいだけでしたが、そのときに使われていたイソジンうがい薬を、ほかのうがい薬に変更するよう提案しました。イソジンうがい薬はよく使われているものですが、抗がん薬治療中に使うと口のなかを荒らしたり、乾燥させてしまうことがあります。またカビに対抗する薬にミコナゾールゲルというものがあるのですが、それを使ってカビをやっつける。ケナログ軟膏は症状を悪化させる可能性があるため中止に。そうしたことを患者さんに説明して、保険薬局の薬剤師とも電話で連絡し、指導内容を情報共有しました。

そうしたところ、モニタリングを継続して4～5日後には症状が改善して、痛みも治まりました。白い苔もきれいになくなり、食事も15分くらいで済ませられるようになったといいます。その後、この患者さんは抗がん薬治療を再開して続けられるようになりました。

このように、本来は避けられる副作用が出て抗がん薬治療が中断してしまうのは、非常に残念なことです。症状が起きてから対応することもできますが、治療のはじめから予防することが大切ですので、当院では薬剤師によるサポート外来で、できるだけ治療の開始前から関わるというスタンスをとっています。

❖治療に対する満足度も高くなる

がん専門薬剤師ががん治療に関わることで、患者さんの治療に対する満足度にもよい効果がみられるようです。

私が指導した50人のがん患者さんを対象に、がん専門薬剤師に関する満足度調査を行いました。その結果、多くの患者さんが「がん専門薬剤師が話をしてくれるので安心して治療を継続できる」「治療をがん専門薬剤師とも一緒に頑張ろうと思える」と回答してくれました。また、「説明をしてくれるので、飲んでいたり、使用したりしている薬に対して関心が持てるようになった」「保険薬局とも連携してくれるので安心である」という項目にも、8割以上の患者さんが「たいへん（そう）思う」との回答でした。

実際、私たちがまとめた論文では、薬剤師が指導することで、アドヒアランス（治療に対して患者さんが積極的に関わり、その方針に沿って治療を受けること）が向上し、副作用が軽減する効果がもたらされることがわかりました。腎細胞がんの治療では、副作用のひとつとして高血圧が現れることがあります。15人の患者さんで調査したところ、薬剤師の介入によって副作用の管理に関する理解度や実施率が高くなり、また副作用が軽減して、治療を継続する期間が長くなるという可能性が示されました。

がん領域では、がん専門薬剤師という薬剤師がおり、副作用の管理を行い、安全かつ効果的な治療を遂行するために、包括的に医療チームで治療をサポートしています。そして薬剤師も、患者さんの思いを知って、治療を支えていきます。そうしたことを、心にとめていただけたらと思います。

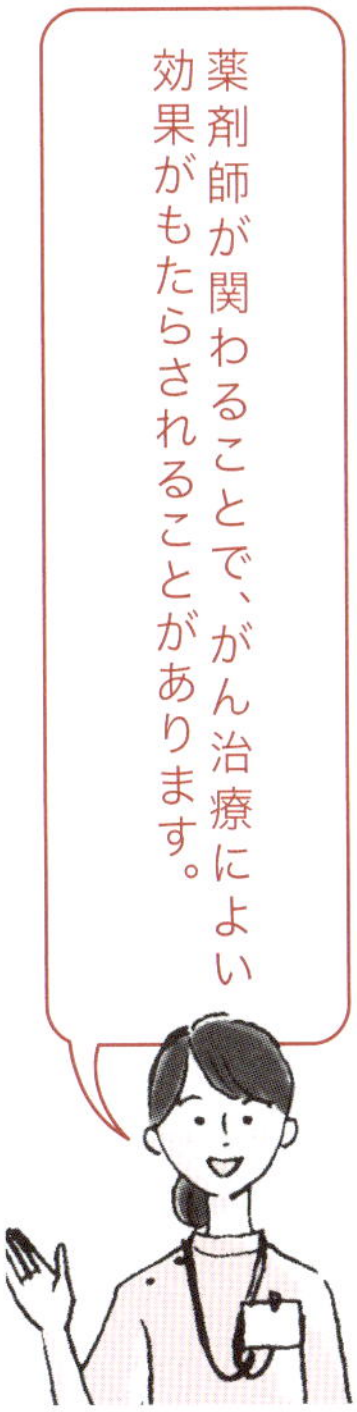
薬剤師が関わることで、がん治療によい効果がもたらされることがあります。

第四章

緩和医療としての放射線治療

加藤　眞吾

がんのつらい症状を緩和

進行したがんでは、痛みや呼吸困難などのつらい症状が出てくることがあります。放射線治療は、そうした症状を緩和させる有効な治療方法です。この章では、緩和医療における放射線治療の役割について説明していきます。

◈がん病巣に高エネルギーのX線をあてて治療

図1は、一般的な放射線治療装置の「リニアック」です。患者さんに台の上に横になっていただき、がんのある部分に放射線をあてて治療していきます。放射線

の出てくる部分は回転していきますので、真上からだけでなく、いろいろな方向から、がんの病巣だけに放射線をあてることが可能です。

　ある放射線は、一般的にはX線です。X線はレントゲンやCTでも使われますが、放射線治療に使うX線は、もっと強く高いエネルギーをもつ、特殊なX線です。それをあてるとがん細胞は死滅します。この力を利用したがん治療が、放射線治療です。

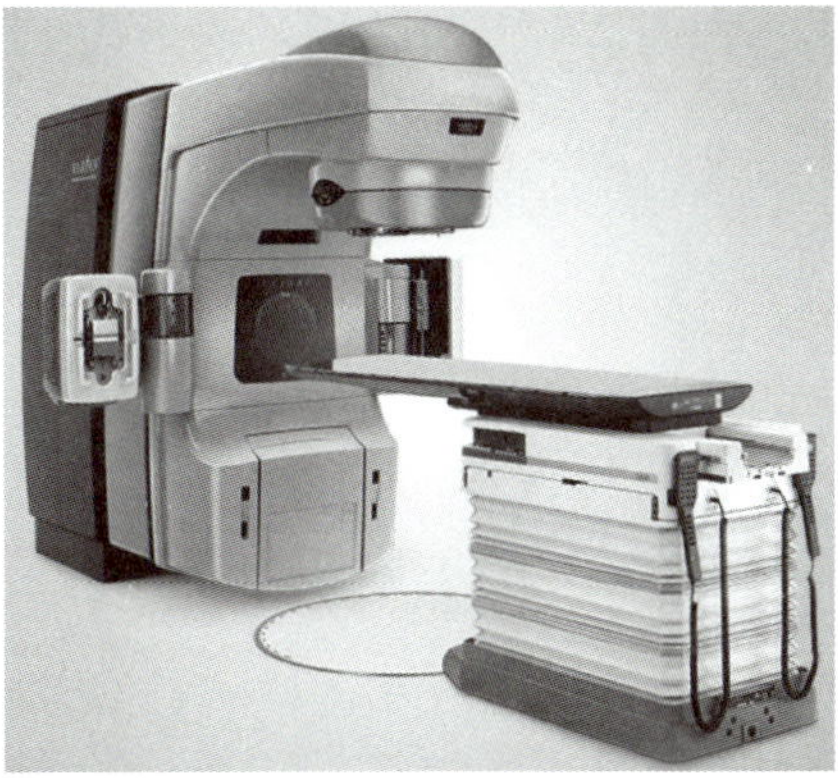

図1　放射線治療装置（リニアック）

（Varian Medical Systems, Inc. の厚意により掲載又は転載が許諾されています。無断複写を禁じます。）

このように放射線治療では、体内のがん病巣に向けて、体外から高いエネルギーのX線をあてて治療していきます。病変にきちんとX線をあてなくてはいけないので、体が動かないように固定具で体を保持します。治療にかかる時間は、固定具のセットも含めて1回5~10分、実際に放射線があたっている時間は1~2分程度で、あっという間に治療をすることができます。苦痛もありません。

◈健康寿命の延長を目指す

放射線治療は、放射線を用いて腫瘍を縮小または消失させる局所療法です。局所だけ、つまりがんが一部分だけに限局している場合には、たくさんの放射線をあてることによって治癒させることもできますし、生存期間を延長させることもできます。残念ながら、がんがあちこちにあるという場合には、全身に放射線治療をあてるわけにはいかないのですが、ある症状の原因となっている腫瘍を縮小させることによってその症状を緩和させたり、あるいは生命の危機に面している場合に、その危険を回避することもできます。

そのため、「緩和的放射線治療」とは、痛みの緩和や身体症状の改善、生活の質（ＱＯＬ）の向上を目的とする放射線治療となります。その目的は、単なる延命だけでなく、身体機能的にも精神的にも、患者さんを本来の日常生活に戻して、健康寿命の延長を図ることといえます（図２）。

放射線治療

- 放射線を用いて腫瘍を縮小・消失させる局所療法
- 局所制御　⇒　治癒、生存期間延長
- 腫瘍を縮小　⇒　症状緩和、危機回避

緩和的放射線治療

痛みの緩和、身体症状の改善やQOL(生活の質)の向上を目的として行う放射線治療

図2　緩和的放射線治療とは

治療の実際

では、緩和的放射線治療ではどのようなことをするのでしょうか。

ひとつは痛みの制御です（図3）。骨への転移があったり、神経浸潤（がんが神経にひろがること）があったりすると、とても強い痛みが出るのですが、放射線治療はそのような痛みを制御します。また、がんは出血しやすい病気で、肺がんになると血痰が出たり、子宮がんになると不正出血が起こりますが、放射線治療はそのような出血を止めることができます。肺がんが気管支に及ぶと、空気の通り道をふさいでしまうことがありますし、食道がんは食道をふさいでしまいます。そうすると、息ができなかったり、食事が摂れなくなったりしてしまいますが、放射線治療により閉塞を解除できます。また脳転移があると、いろいろな神経の症状が起こりますが、放射線治療によって腫瘍を縮小させることで、神経症状を軽減できます。さらにがんが皮膚に転移した場合にも、放射線治療で腫瘍を縮小させることができます。

「腫瘍学的緊急症」というのは、腫瘍による脊髄の圧迫や、気道の閉塞のため生命の危機がある場合で、治療は一刻を争います。放射線治療は、このような場合にも対応することができます。

緩和的放射線治療の種類

- 痛みの制御：骨転移、神経浸潤など
- 止血：血痰、性器出血など
- 閉塞解除・予防：肺がん、食道がんなど
- 腫瘍縮小：脳転移、皮膚転移など
- 腫瘍学的緊急症：脊髄圧迫、気道閉塞など

図3　緩和的放射線治療の種類

◈骨転移：安静にしていてもよくならない

つぎに、骨転移に対する緩和的放射線治療について説明します。

すべてのがんは骨に転移する可能性がありますが、そのなかでも、乳がん、前立腺がん、肺がん、腎細胞がん、甲状腺がんは骨に転移しやすいことが知られています。転移が起きやすい場所は、図の色のついている体幹部、つまり体の真ん中の部分です（図4）。こうしたところは血流量が多く、そのため転移しやすいことがわかっています。

症状としては、骨が冒されることによる痛みや病的骨折があげられます。腫瘍の近くに脊髄という神経の束がある場合には、しびれや麻痺（まひ）などの神経症状が起こることがあります。また、少し稀ですが、全身の広い範囲の骨に転移が起こると、骨髄障害のため貧血になる場合があります。

骨が破壊されて、骨を作っているカルシウムが血液中に漏れ出してしまうと、血液中のカルシウム濃度が高くなります（高カルシウム血症）。これは最終的には意識障害や不整脈を起こしてしまうこともある重篤な病態で、早く発見すべきもののひとつです。

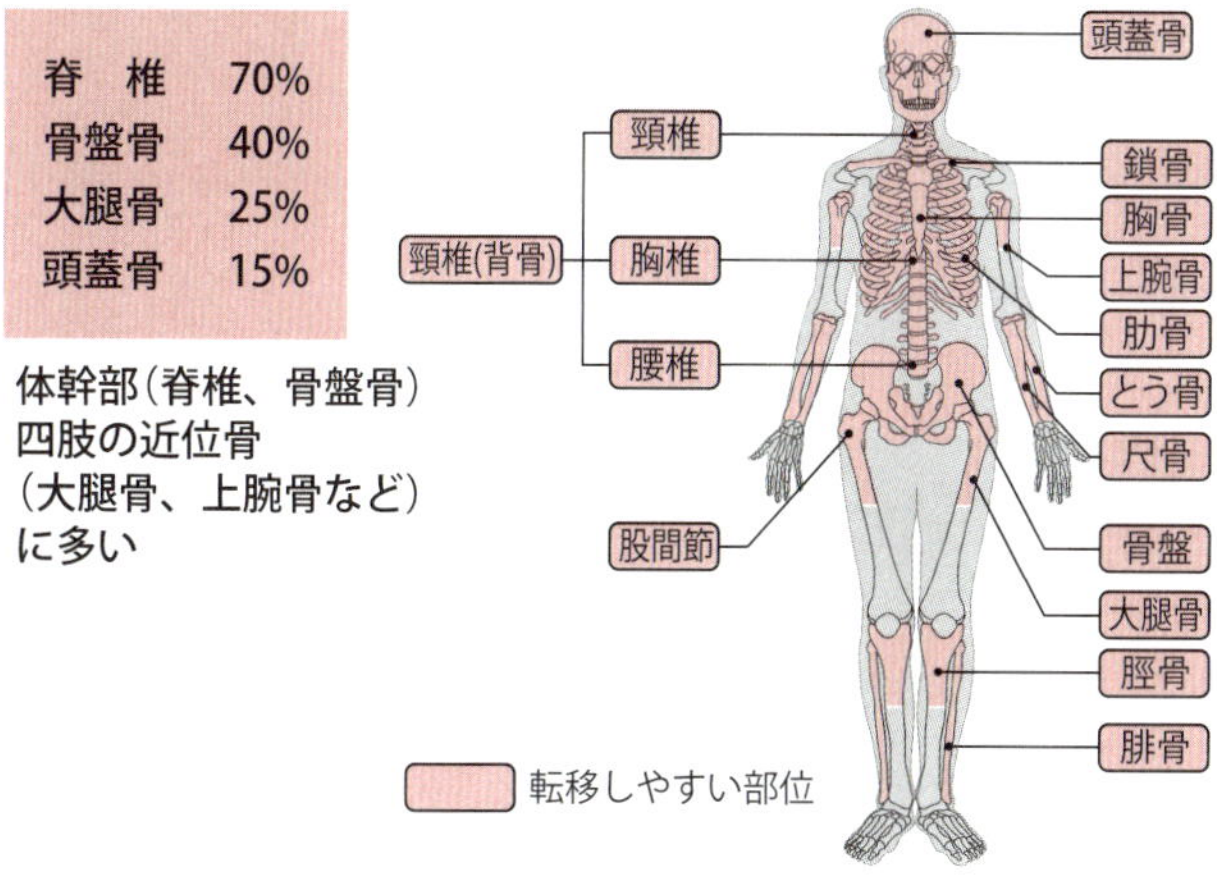

図4　骨転移を起こしやすい部位

骨転移による痛みは安静にして横になっていても改善しません。ですから、筋肉痛とは違って寝ていても治らず、1ヵ月以上持続し、だんだん強くなっていくことが多いです。がんの治療を受けている人や、がんの既往がある人がこのような痛みを訴えたら、骨転移を疑う必要があります。

では実際に、どのように放射線治療をするのでしょうか。

図5は骨盤骨（右腸骨）の転移に対する放射線治療に関するCT写真です。色を塗った部分にがんの転移があります。

この骨転移に対して、腸などの腹部臓器に放射線をあてずにがんのある部分だけに放射線を集中させるために、斜めの方向から治療をします。

図6は仙骨（おしりの骨）転移に対する放射線治療のCT像で、矢印の部分に転移があります。この骨転移によって、患者さんにはおしり周りから足にかけてしびれが起こっていました。これに対して、左右と後ろから放射線をあてて治療しました。この場合も、図5のケースと同じように、できる限り副作用を出さないように、腸などの腹部臓器には放射線をあてず、腫瘍のある仙骨だけにあてています。

放射線治療の方法としては、やや多

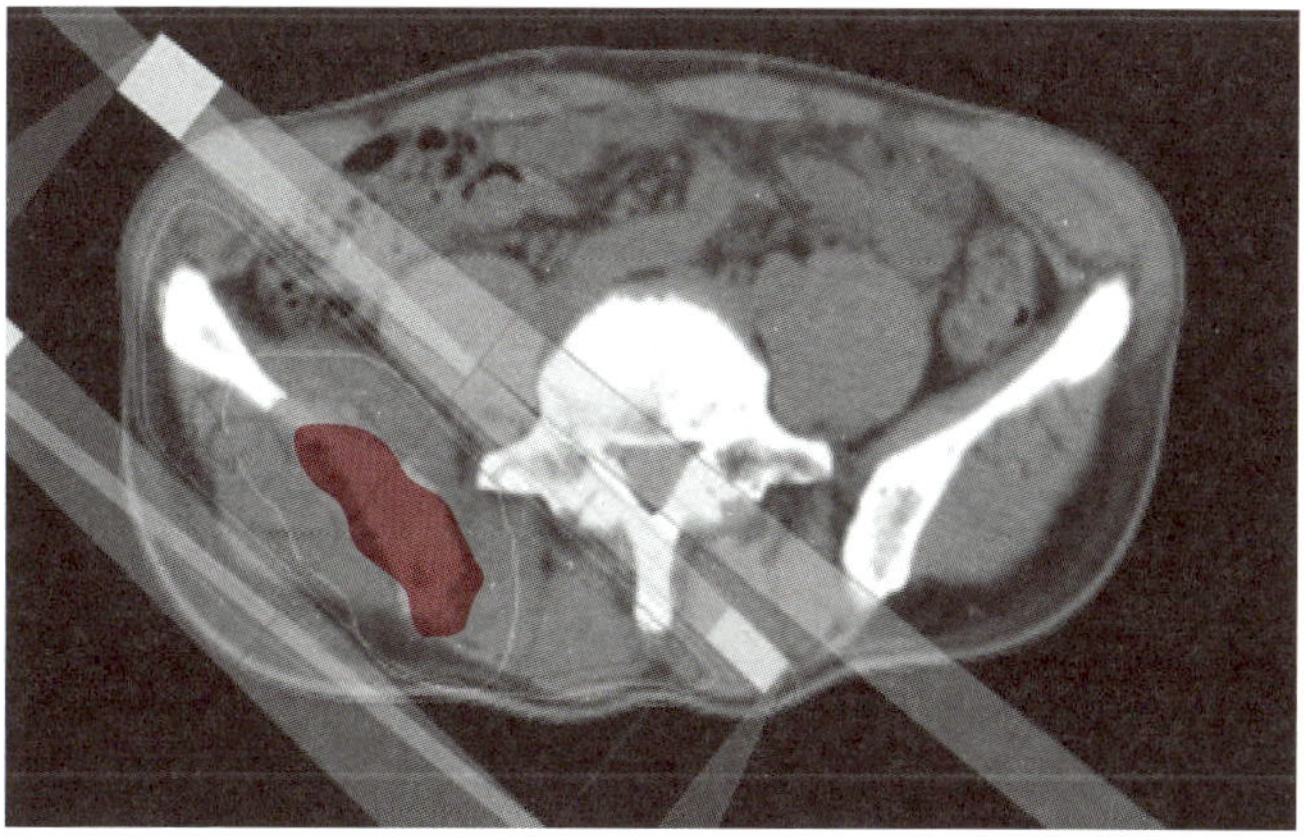

図5　右腸骨への骨転移に対する緩和的放射線治療

めの線量を1回だけあてるという方法、少ない線量を1週間で5回、ないし2週間で10回あてて治療する方法などがあり、病状に応じて選択します。症状の重い方に2週間も毎日、治療に通ってもらうのも大変ですので、そうした場合には回数を少なくします。どの方法でも、だいたい同じように60～80％の患者さんで痛みを軽減することができますし、とくに大きな副作用はありません。第二章で、放射線治療による皮膚炎が取り上げられていますが、4～5週間以上放射線をあてる必要があるケースでは起こりま

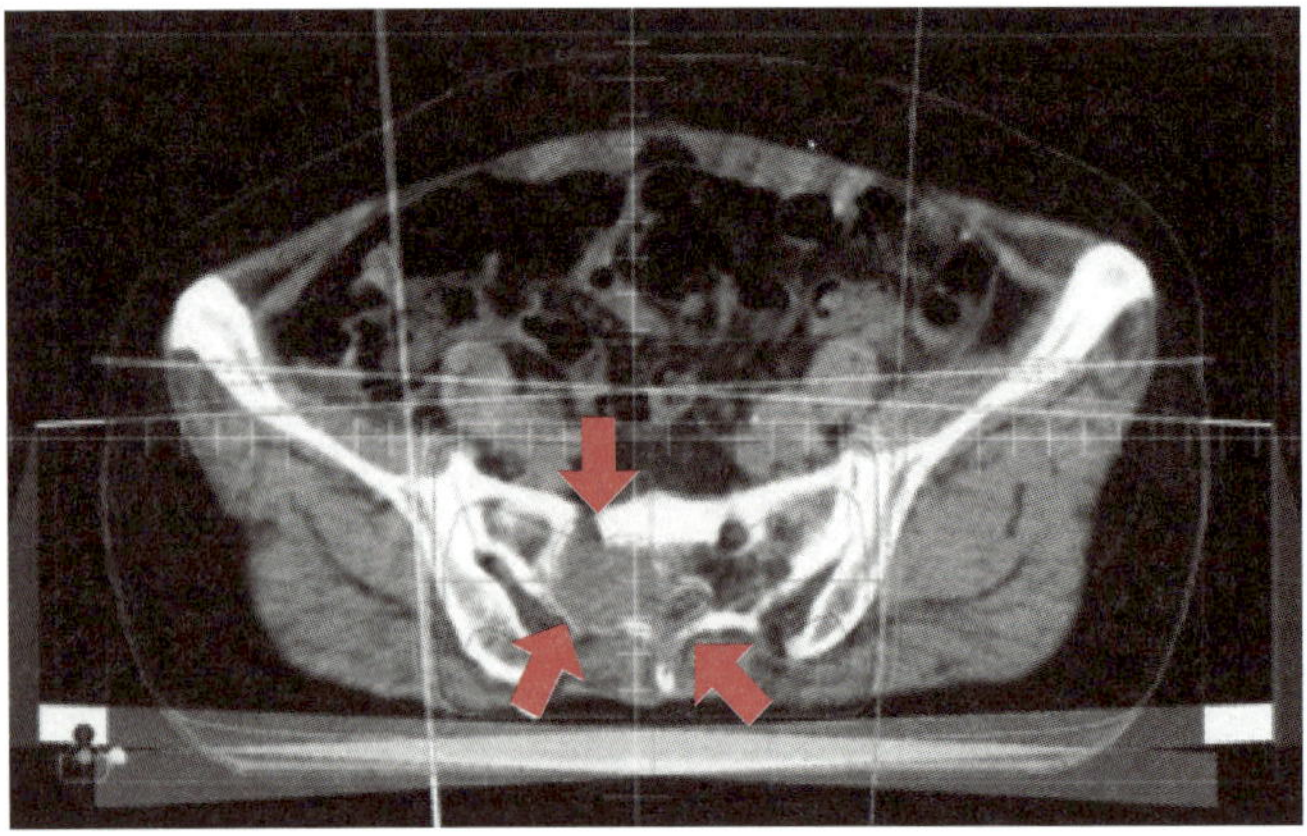

図6　仙骨転移に対する緩和的放射線治療

すが、2週間程度の治療であれば皮膚炎は起こりません。

ただし、放射線治療をもってしても痛み止めがまったく不要になるというのは、20～30％の患者さんです。また、放射線治療を始めたその日から痛みがとれるということはあまりなく、痛みが軽くなってくるのは治療開始から1～2週間後です。ですから放射線治療だけをすればよいのではなく、かならず医療用麻薬の鎮痛剤を適切に併用することが必要になってきます。

骨転移の痛みをとるには、放射線治療と痛み止めの両者を上手に併用することが重要です。

◈脊髄圧迫：寝たきりになることも

図7の写真は、がん患者さんの首を横から見たMRI検査の画像です。首の骨の一部分に転移があり、後方の脊髄を圧迫しています。このままでは首から下の麻痺が起こり、一生寝たきりの状態になってしまう、危険な状態です。

骨転移が起きてからすぐに脊髄圧迫にいたるわけではありません。最初は痛みがあり、そのあと神経を圧迫し始めてしびれなどの症状が起こります。麻痺が突然出現することは稀で、通常は数週間かけて徐々に悪化していきます。したがって気になる症状がある場合には、注意して検査をすることが望ましいです。麻痺の出現より前や、麻痺が起こっても数日以内に治療すれば、完全麻痺になるのを防げる可能性があります。ですから速やかに診断し、治療することが重要です。

図8は肺がん患者さんの画像で、横から見ています。この方は背中が痛い、両肩がしびれると訴えていました。矢印の部分（第2胸椎）に転移があり、脊髄を圧迫し始めているという状態で、下肢麻痺（下半身の麻痺）の危険性がありました。

この病変に対し、2週間で10回の放射線治療をしたところ、痛みも軽くなり、麻痺は起こらずにすみました。

図9の方は乳がんの患者さんです。胸椎の骨転移によって脊髄が圧迫され、下肢

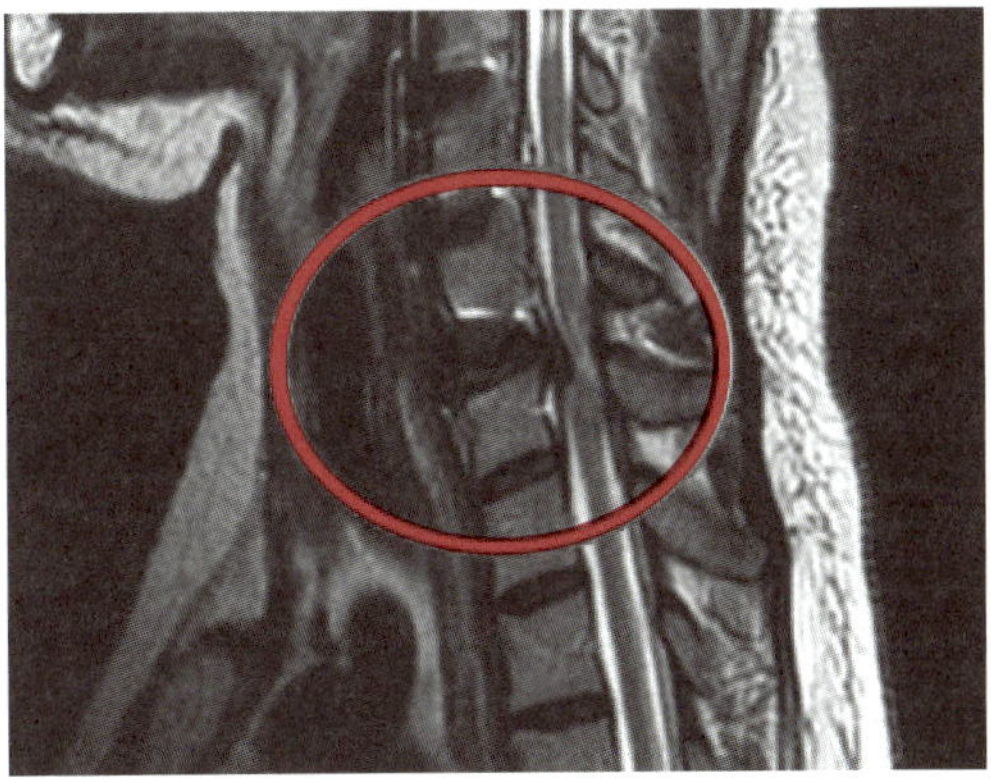

図7　骨転移による脊髄圧迫

の麻痺が起こっていました。すぐに治療を開始し、2週間で10回の治療をしたところ、幸いにして麻痺は改善しました。この患者さんは、その後のホルモン療法や抗がん薬の治療が非常によく効いて、放射線治療の2年8ヵ月後も通常の歩行が可能でした。

このように、歩行が可能なうちに治療をすれば、8割の患者さんで歩行を維持することができます。ただし歩行不能になってから治療をしても、残念ながら1割ほどの患者さんでしか維持できません。つま

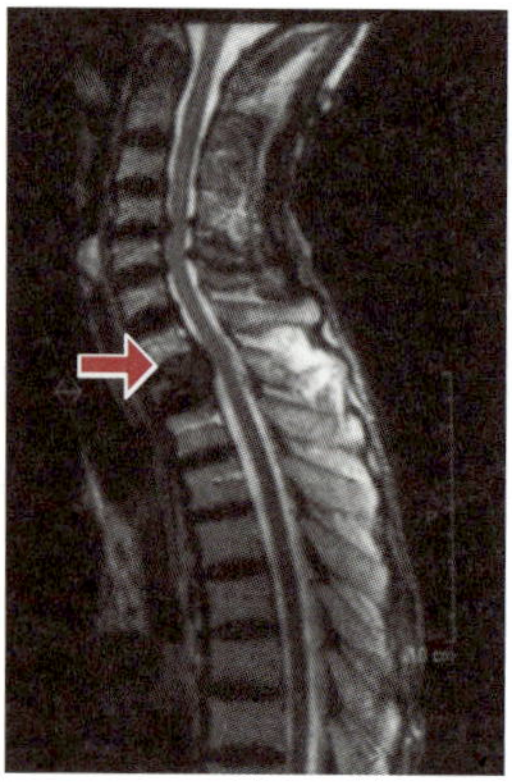

図8　肺がん患者での骨転移と脊髄圧迫

り、麻痺が完成されてしまったら、なかなか改善できないのです。診断後、ただちにステロイドという薬を使って、数日以内に手術または放射線治療を開始することが大切です。

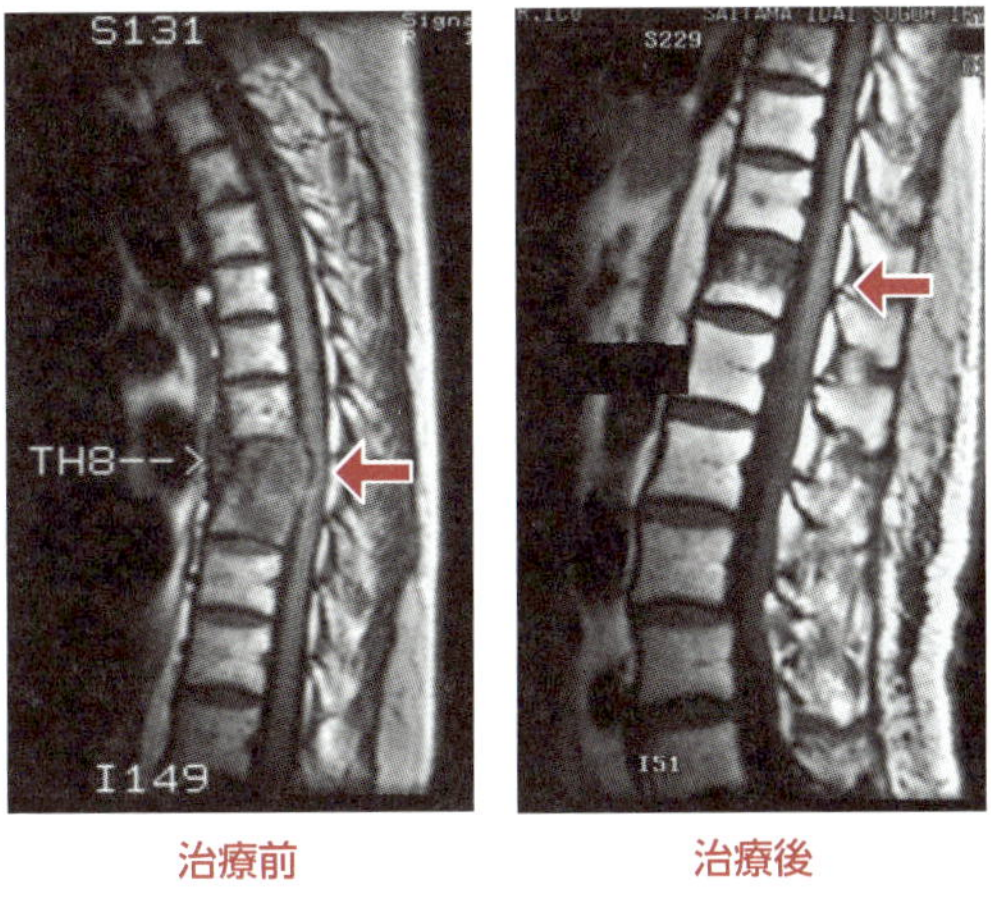

治療前　　治療後

図9　乳がん患者での骨転移による脊髄圧迫

◈脳転移：頭痛やけいれん発作が出ることも

つぎは脳転移について取り上げます。図10は脳のMRI画像で、白く見えているのががんの転移巣です。脳のなかにたくさんの転移がみられます。この患者さんは頭痛とけいれん発作で来院しました。

多発性の脳転移だったため、脳全体に2週間の放射線治療をしたところ、転移巣が縮小・消失し、症状も軽快して、普段の生活に戻ることができました。先ほどの脊髄圧迫と同じように、脳転移でも神経症状の発症後数日以上経ってしまうと、神経症状は回復困難となってしまうので、急いで治療をする必要があります。

脳の転移に対しては、「定位照射」という治療法もあります。治療装置で、脳、頭頸部、肺などの孤立性の小さながんに対して、細いビームの放射線を多方向からピンポイントであてます。

この治療が最も効果を発揮するのは、脳の転移が3センチ以下と小さく、腫瘍が3～4個以下の場合です。1回ないし3日間で3回くらいの短期間で治療することが可能です。腫瘍にのみ高いエネルギーの放射線をあてることができ、7～8割以上の腫瘍を制御することができます。また、腫瘍以外の部分の正常な脳組織への放射線の線量を低く抑えることができますので、副

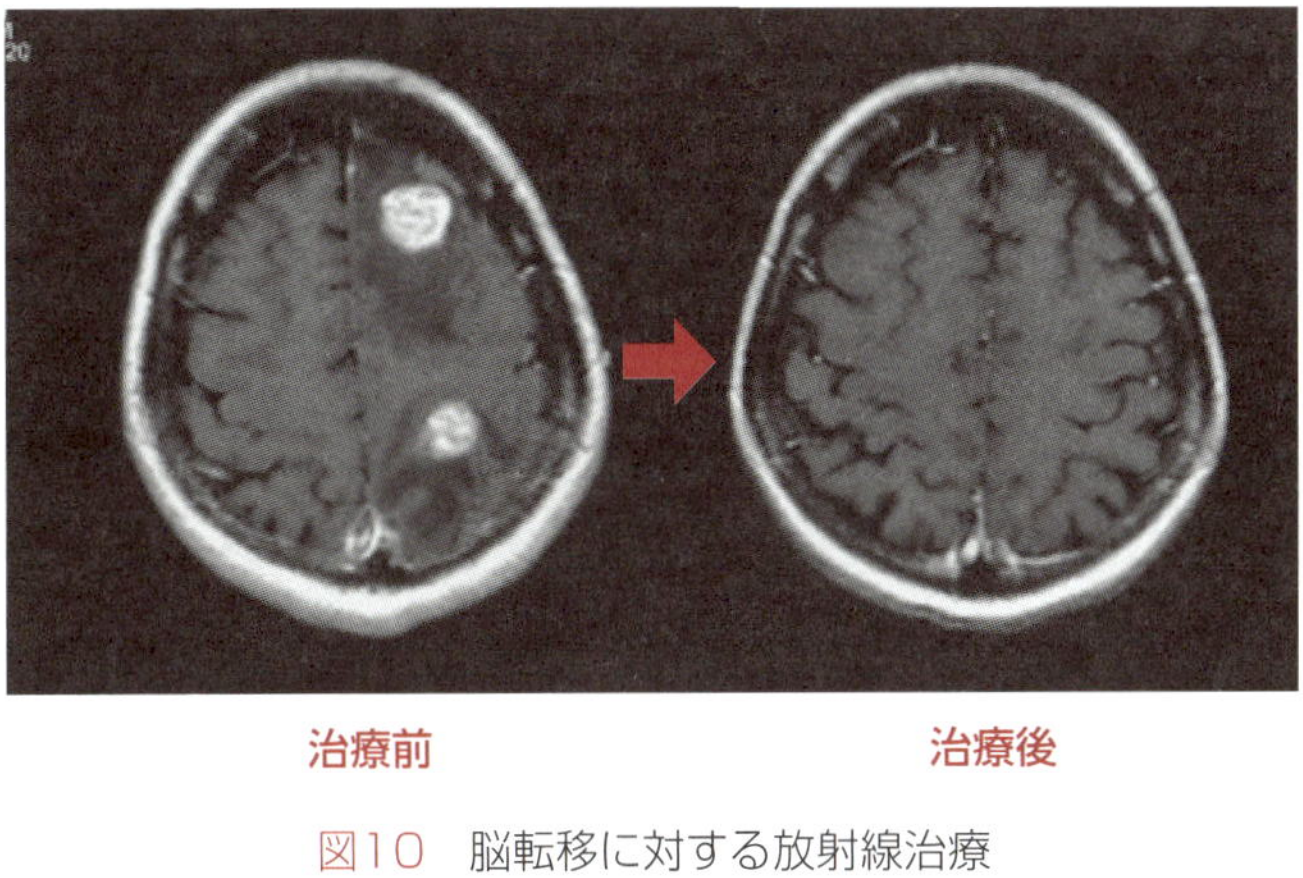

治療前　治療後

図10　脳転移に対する放射線治療

作用の発生も非常に低くなります。

たとえば図11の患者さんは、脳幹部に数ミリの脳転移があり、定位照射を行ったところ、脳転移は消失しました。患者さんの病状に応じて、このような治療方法を選択することができます。

◈臓器の圧迫症状の緩和

最後に、そのほかの症状の緩和について説明していきます。

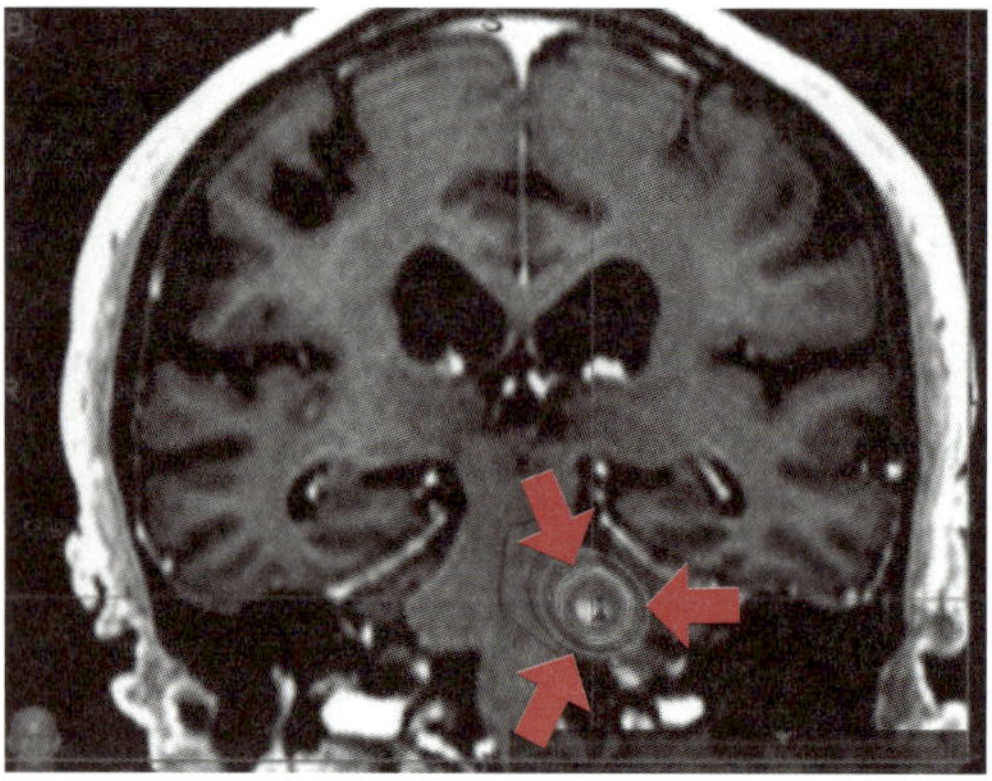

図11　脳転移に対する定位照射による放射線治療

図12は肺がん患者さんの胸のレントゲン写真です。この患者さんでは、右肺（画像では左側）に発生した肺がんが気管および気管支の周囲に浸潤していて、その周りのリンパ節にも転移しています。腫瘍によって気管支が圧迫され、右肺に空気が入りにくくなっています。さらに、上大静脈という、顔や手からの血液が心臓に戻る部分の太い血管も圧迫されています。このため強い呼吸困難と顔面と両手のむくみがありました。生命の危険が非常に高く、治療を急がなくてはならない状態です。

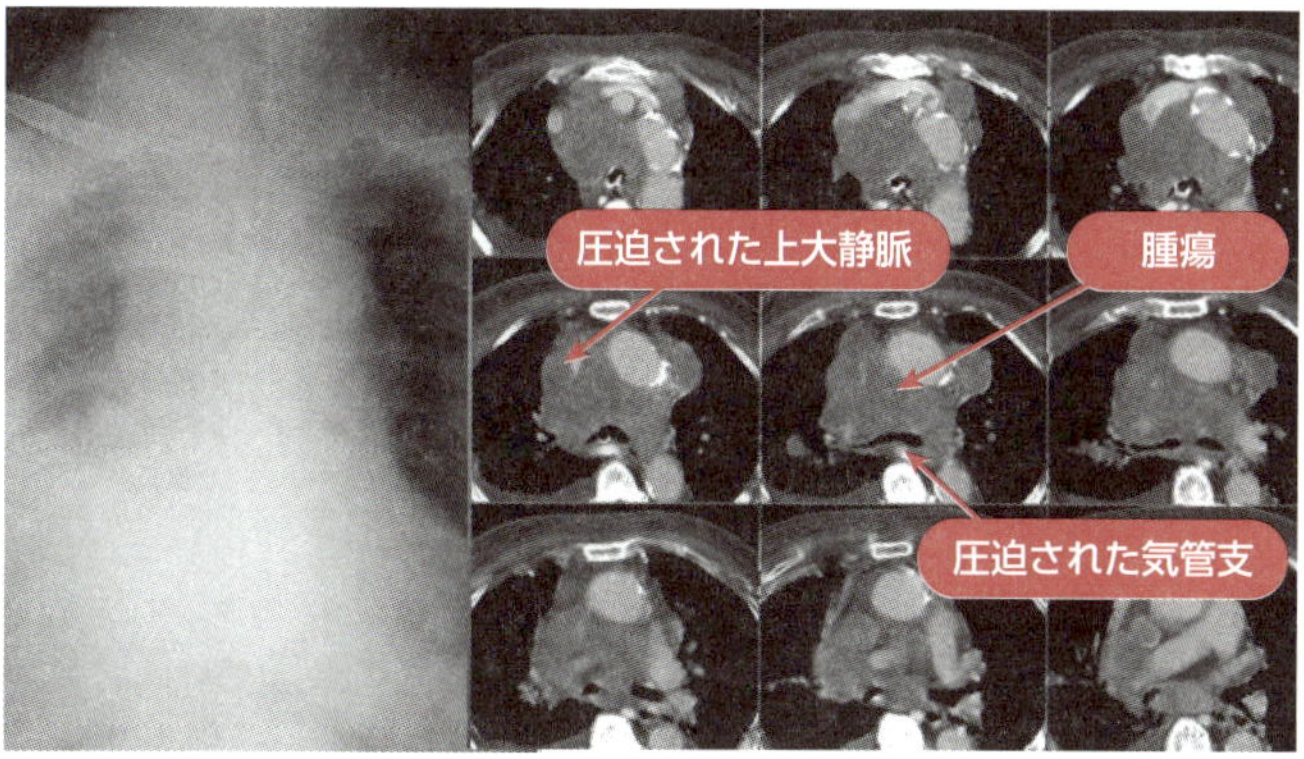

図12　上大静脈症候群や気道狭窄に対する放射線治療

この患者さんに対して、2週間で10回の治療を行ったところ、腫瘍は縮小し、呼吸困難とむくみも軽快しました。このように、放射線治療は様々な症状の改善に有効です。

いま、放射線治療はどんどん高度化しています。この章で紹介した治療は、最初のほうで取り上げたリニアックという治療装置で、いろいろな方向から腫瘍だけに放射線をあてるという治療方法と、ピンポイントで放射線をあてる定位照射という治療方法です。それ以外にも、最近では重粒子線や陽子線といった治療方法も出てきています。高度な放射線治療でなければ治療効果は劣るのではないか、と思われる方も多いのですが、通常の放射線治療で緩和治療としての効果は十分に得られます。

緩和医療において、放射線治療は有効な治療手段となります。とくに痛みのある骨転移や脊髄圧迫に対しては、その有効性に関して明確なエビデンスのある治療方法です。そして、一人一人の患者さんの状態に応じた、個別化した対応が可能です。がんの症状に困ることがあれば、主治医に相談して、放射線治療を紹介してほしいと伝えてください。私たち放射線科の医師が、誠実に対応します。

第五章

がん治療中のつらい気持ちのサポート

大西　秀樹

がん患者さんの心を診る

精神科というと、「できれば行きたくない科」と思われがちです。しかし、患者さんの話を聴いて、つらいところに対処するのは、他の科とまったく変わりません。つらいことがあるときには、いらしていただきたいと思っています。

私たちの診療科は、「精神腫瘍科」というところです。精神科というのはよくありますが、精神腫瘍科は、大学では埼玉医科大学にしかありません。精神は心の問題、腫瘍とはがんのことですから、私はがん患者さんの心を診療する医者です。基本的には精神科医で、以前は統合失調症やうつ病の患者さんを診ていました。いまはがん患者さんとご家族の医療をメインにしています。

がんには、どんなイメージがあるでしょうか。医療者と、患者さん・ご家族で食い違いがあります。医療者はがんは慢性疾患といいますが、患者さんと話をすると、多くの場合、やはり死の問題が出てきます。そのほかに、治療の問題、家庭の問題、お金の問題もあります。患者さんたちは、様々なストレスを抱えながら、治療を受けなければなりません。このひとつひとつの問題が患者さんの心をむしばんで、精神疾患につながっていきます。

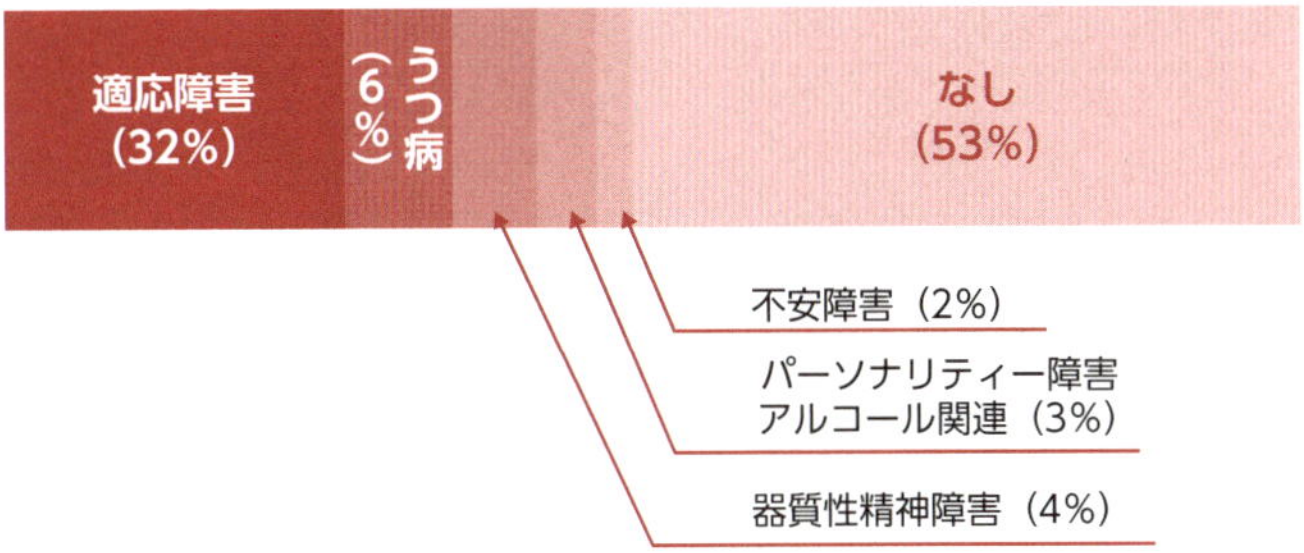

図1　治療中がん患者での精神医学的有病率
（窪寺俊之編．スピリチュアルケアの心［スピリチュアルケアを学ぶ］．2016、埼玉、聖学院大学出版会.より引用）

◈半数近くがうつ状態に

100人のがん患者さんを診察したとして、何人に精神科の病名の診断がつくと思いますか?

答えは50人。多いですね。一番多いのは適応障害とうつ病です(図1)。治療中のがん患者さんのうち2~4割の方がうつ状態を示し、それが治療に負の影響を及ぼすといわれています。

図2は、がん告知を受けた患者さんの心の動きです。横軸を時間、縦軸を日常生活適応度としています。私たちの生活は山あり谷あり、日常生活を送れているうちは高い生活レベルを保っているといえます。

ところが、「悪い知らせ」が入ってしまったらどうなるか。この悪い知らせには定義があって、「患者の将来への見通しを根底から否定的に変えてしまうもの」とされています。こうした知らせを受けると、日常生活への適応度が一気に下がります。告知から1週間は「衝撃の時期」とよばれています。

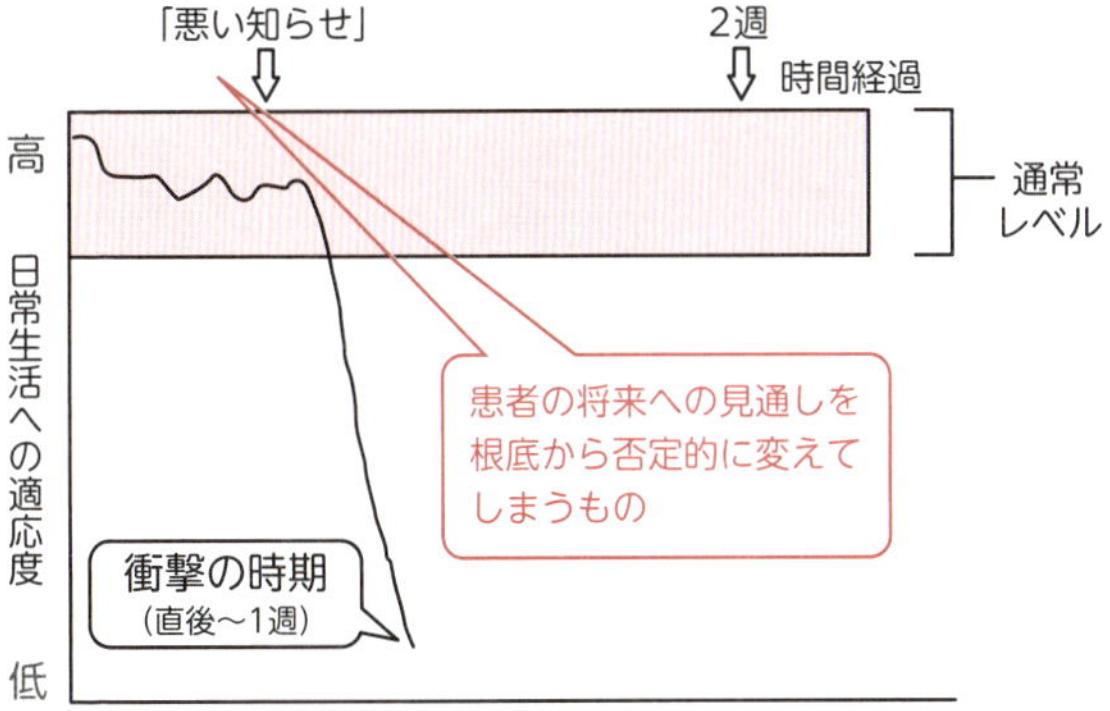

図2　「悪い知らせ」の後にたどる経過―衝撃の時期

（Buckman, R. Breaking Bad News: A Guide for Health Care Professionals. 1992, Baltimore: Johns Hopkins University Press., Massie, M. & Holland, J. Overview of Normal reactions and prevalence of psychiatric disorders. In Handbook of Psychooncology, Holland, J. & Rowland, J. eds.,1989, New York: Oxford University Press. より引用）

がんの告知も、悪い知らせのひとつです。

死神が真後ろに立っていました――ある乳がん患者さんは、告知を受けたときの心情を、こう表しました。「いままで普通に暮らしていた、だけど私の背中をたたく人がいる。誰かと思ってうしろを見たら、死神が立っていて、とても怖かった」、そう話していました。

別のある患者さんは、がん告知を受けた瞬間、「パソコンのシャットダウンのように、ぷつんと切れた」と言っていました。がんの告知というのは、それほど衝撃が大きいといわれています。

告知のストレスは、心身に影響を及ぼします。あまりにも強いストレスのため、告知を受けた人のなかには、うつ病になって自殺してしまう人もいます。がん患者さん1万人の調査では、がん告知から1ヵ月間の自殺率は通常の約12倍、心疾患による死亡は約5倍という結果になっています。告知後1ヵ月は自殺が多いので、私たちも注意しています。

◈日はまた昇る

がん告知の衝撃は、自殺につながる場合もあるほど大きなものです。しかし私たちには、適応力があります。みなさんもいままでにつらい経験をしてきたと思いますが、それを乗り越えてきた歴史があります。私たちみんなが、その力をもっています。日はまた昇るのです。

告知から1週間ぐらいすると、衝撃から立ち上がるようになります。すると、周りが見えるようになってきます。「私はどうなるんだろう」と不安になって、この時期は逆につらい時期になります。ここを過ぎて、2週間くらいすると、通常レベルに戻るとされています（図3）。

しかし、先ほど説明したように、通常レベルに戻る人は2人に1人、50％です。2週間後に戻らない人は、適応障害やうつ病と考えないとなりません。

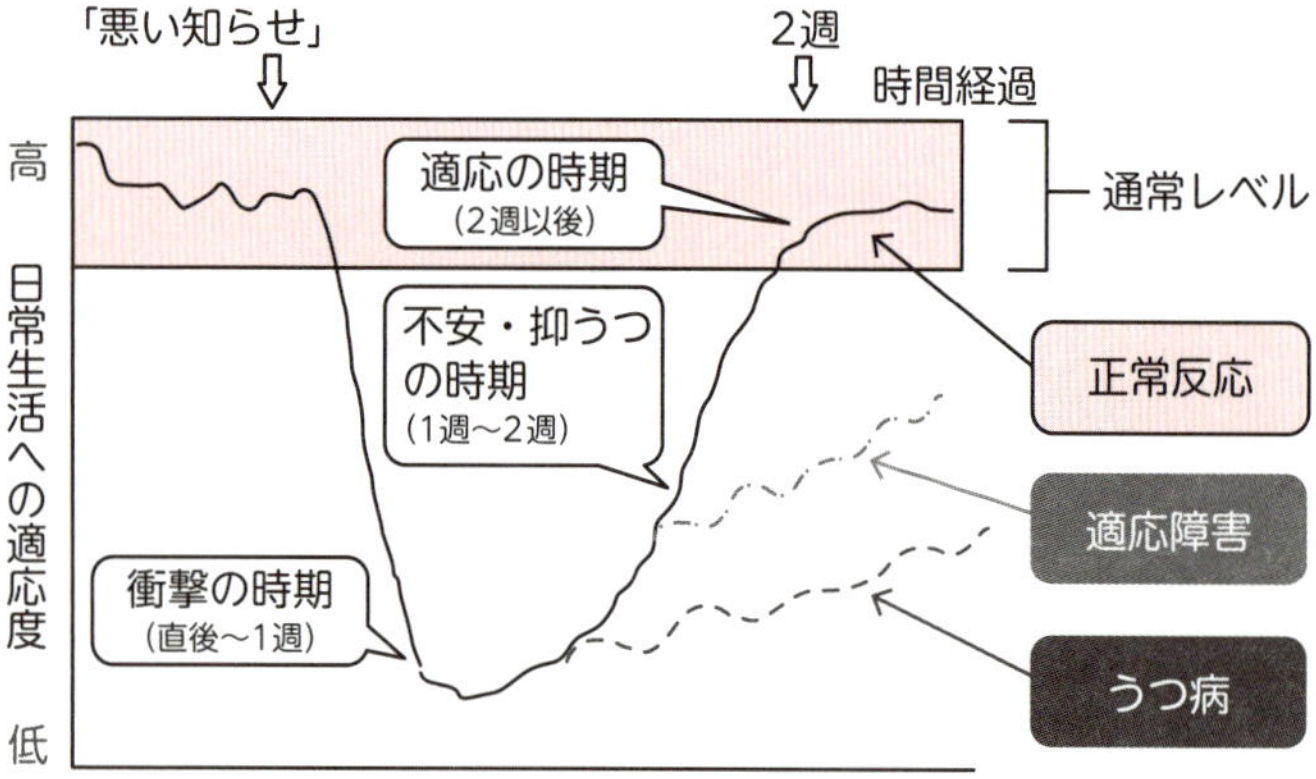

図3　「悪い知らせ」の後にたどる経過―適応の時期

（窪寺俊之編．スピリチュアルケアの心［スピリチュアルケアを学ぶ］．2016、埼玉、聖学院大学出版会.より引用）

◈精神症状への対応が必要な理由

なぜ、がん患者さんの精神症状に対応するのか。いくつか理由があります。

まず、「精神症状は苦痛」、というのがひとつです。みなさんは、うつ病という病気を説明できるでしょうか？〝心の風邪〟といわれた時期もありましたが、うつ病を経験した患者さんは異口同音に、「うつ病という病気はとても苦しかった」と言います。死ぬほど苦しいと。抗がん薬治療で一番苦しかった時期と比べても、100人のうち99人はうつ病のほうが苦しいと答えます。それくらい苦しいのです。

精神症状が起こると、もうひとつ、困ったことが起こります。「意思決定障害」が現れるのです。

乳がん患者さんを対象としたデータでは、手術後に化学療法（抗がん薬治療）を受ける割合は、うつ病がなければ9割です。ところが、うつ病があると、5割の患者さんしか治療を受けなくなってしまいます。これは何を意味しているかというと、治療を受けるかどうかの意思決定が、精神状態に左右されているということです。ですから、治療を受けたくないという患者さんがいたら、私たちは、それが患者さんの本当の意思なのか、それともうつ病でやる気がなくなっているのかを、慎重に見極めています。私の外来にはそうした患者さんも多いのですが、診察すると多くの場合はうつ病です。うつ病の治療をすると元気が出て、やっぱりがん治療に戻りますという患者さんもいます。

そのほか、うつ病により入院期間が延長したり、患者さんの精神症状によってご家族にも精神的な苦痛が起こることがわかっています。そして一番怖いのは、自殺です。がん患者さんでは、一般人口よりも自殺率が高く、1.8～2倍くらいです。私たちの科にも、命を終わりにしたいという患者さんがいらっしゃることが少なくありません。精神腫瘍科では、そうした患者さんを治療して、元気になってもらい、がん治療の場に戻しています。

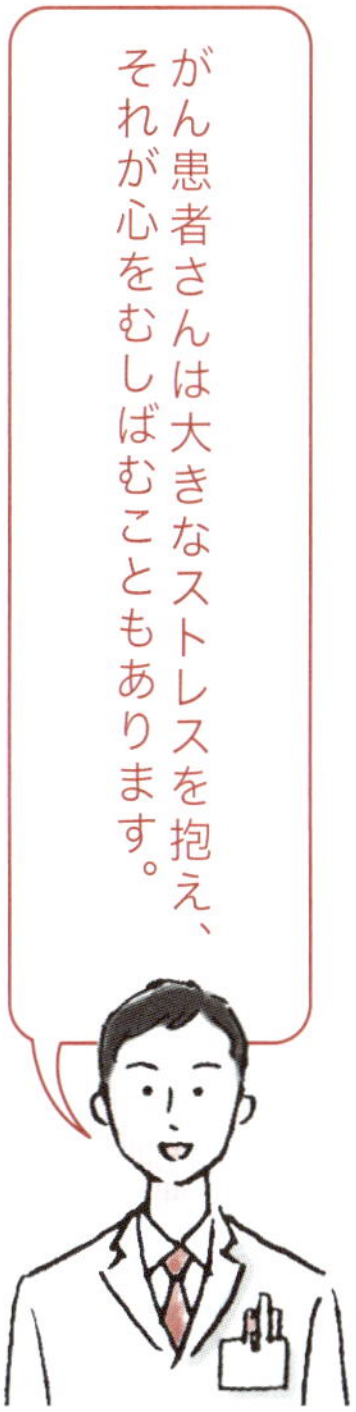
がん患者さんは大きなストレスを抱え、
それが心をむしばむこともあります。

がん患者さんの心のケアというと、「患者さんに寄り添って話を聴きましょう」というイメージがあるかもしれませんが、治療を円滑に進めるために必要不可欠なものでもあるのです。患者さんを支えるための知識は、私たち医療者だけでなく、誰もが知っておかなければならない、最低限の知識なのです。

患者さんのつらい気持ちをサポートする

◈つらい気持ちを抱えるがん患者さんの見つけ方

それでは、どうやってつらい状態のがん患者さんを見つけるか。

第一に、身近に患者さんがいる場合は、患者さんに心の問題がないかどうかを、常に疑ってください。患者さんたちは、いろいろな症状を訴えます。私がいままで経験したのは、肩が痛い、膀胱炎みたいな症状、お腹が痛い、というようなことで、そうした患者さんをよく診るとうつ病だったということもありました。常に、体の問題だけと考えないようにする習慣が必要です。

精神症状を抱えると、多くの場合は、眠れません。昼寝もできないといいます。また、食欲がないのでやせていきます。女性の場合、味覚がなくなってしまって、料理をしてもまずいご飯を作っているという自責の念に駆られる方が少なくありません。

そして、テレビを見なくなって、新聞を読まなくなります。当たり前のことができなくなってくるのです。女性なら、診察室に入ってくるとすぐにわかります。洋服が地味になって、お化粧をせず、美容院にも行かなくなるからです。逆によくなってくると、洋服が明るくなってきて、お化粧をして、美容院に行くようになる人が多いです。

また、私たち医療者の場合は、検査データに問題がないのに、あまり動かずベッドで寝ている人がいる場合には、うつ病を考えるようにしています。

❖気持ちの支え方

がん患者さんのつらい気持ちをどのようにサポートしていったらよいのでしょうか。適応障害など、〝がん〟というストレスに反応して、抑うつ状態に陥っているような場合は、話を聴くだけでよくなることもありますが、うつ病の場合は話を聴くことに加え、薬による治療が必要です。

薬を使う場合、私たちは症状に応じて必要最低限の処方にするよう心がけています。薬を出せば出すほど、もうろうとしたり、筋肉が弛緩して転倒する可能性が高くなってしまうので、薬は1〜2種類しか出しません。精神科ではいま、多剤併用が問題になっていますが、がん医療でも細心の注意を払いながら薬を使っています。また、がん治療に影響しないように薬を選んでいます。

薬物療法だけでなく、精神療法も行います。名前だけ聞くと難しいことをしているように思われますが、これは実は、みなさんも普段していることです。大切なことは、患者さんの話を聴くことです。まず聴くこと。聴かないと始まりません。そして、聴くだけではダメで、聴いて何が問題かを理解する。たとえば、若い乳がん患者さんで、お子さんがいる場合、何か心配なことはありますかと聞くと、自分のことよりも子どものことを心配していたりします。自分の病気のことではなくて、夫が話を聞いてくれない、私が話をしようとするとパチンコに行ってしまう、という患者さんもいます。そういう話をずっと聴いていきます。ですから、何でも話をしてもらって、それで解決可能な問題点をともに考えるようにしています。なかには、がんが再発しないか心配だという、解決できない問題もあります。そういう場合は、「それは横に置いておきましょう」という話もします。

話してもらって聴くことが大事なのですが、場合によっては、そうではないこともあります。生命科学者の永田和宏さんは、奥さんが乳がんを患っていました。それが再発したとき、涙のあとが残る奥さんに対して、永田さんはこんな行動をとりました。

慰めもせず、冗談で元気づけようともせず、泣いていたわけも訊かず、ただただ横に座って居ただけだった――（朝日新聞　2016・7・31・「折々のことば」より）

これはとてもよい対応です、こういう対応もあるということを覚えていてください。

私たちは、つらさを抱える人がいるとしゃべりたくなってしまいますが、言葉が役に立たないこともあるのです。それを頭に入れておいてほしいと思います。

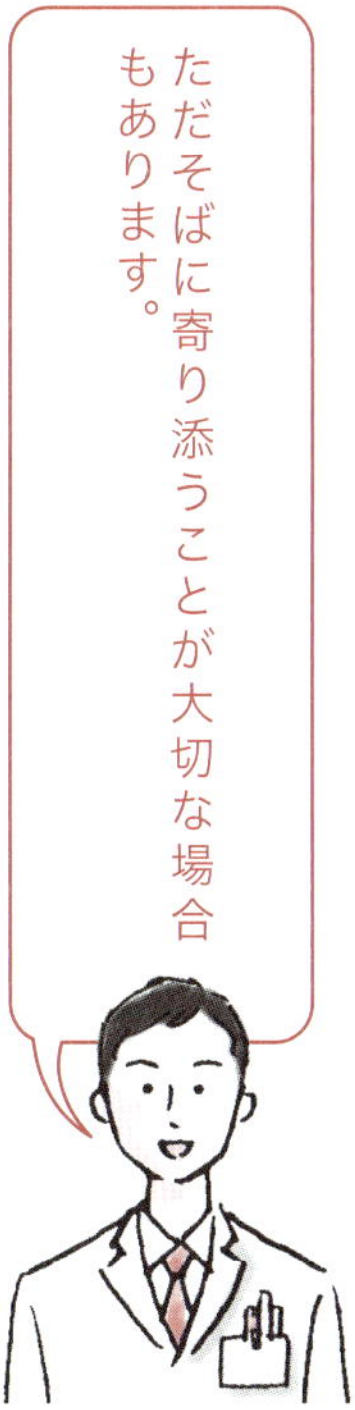
ただそばに寄り添うことが大切な場合もあります。

◈がんに負けない――再発がん患者さんに学ぶ――

がんに負けないためには、どうすればよいのか。私が再発がん患者さんに教えてもらったことを、みなさんと共有したいと思います。

その患者さんは36歳の乳がん患者さんです。小学校2年生と4年生のお子さんがいるお母さんでもあります。手術をして抗がん薬治療をしたものの、8ヵ月後に骨転移が判明してしまいました。再発直後に私の外来に来たとき、「情報処理がついていきません」と訴えました。再発という悪い知らせを受けて、ショックで頭がはたらかないというのです。外来では患者さんの話を聴いて、まず、これからどうしていくかということを話し合いました。

ところが、再発から2ヵ月後の外来では、患者さんの様子が変わっていました。それまでは、「どうしたらよいかわからない、頭が混乱して気が滅入る」と言っていたのですが、それがとても明るくなっていたのです。「どうしたの？」と聞くと、患者さんは「がんに負けない、ということを考えたので、話を聞いてください」と言うのです。それはこんな話でした。

再発するまでは、がんに勝つということは病気を完治させることだと考えていた。完全に治すと、闘う気まんまんだった。だけどあっという間に再発して、転移したときには自分は負けたと思った。自分はがんに負けたと。でもそのなかで考えてみた、自分はどうすればいいのか、もう一度、考え直した。

本当にがんに負けることはなにかというと、自分が無気力、無関心で、自分の人生に希望がもてないことだ。治った、治らないは関係ない。がんがあるかどうかはもう、関係ない。

その部分で、私はまだ負けていない。自分自身に希望をもっている。だから心まではがんに冒されていない、自分の心はがんから独立している――

患者さんがそう考えるようになったのは、理由がありました。

再発がわかったのは6月くらいで、その後、2人の子どもを連れて夏祭りに出かけたそうです。そのとき、2年生の息子がくじで当たりを引いた。目の前には、息子が大好きなポケットモンスターのステッカー。本人はそれがほしかったはず。だけど、彼が手に取ったのは、お母さんのための化粧ポーチでした。

患者さんは、そのとき、自分の心の奥深くが揺さぶられたというのです。「病気になったぐらいじゃ不幸じゃない。大切な人と大切な時間を過ごせる自分は不幸ではありません」。そう話す患者さんを前に、私はすごいなと思いました。こういう人もいるのですね。

◈折れた心は再生する

「折れた心って、再生するのね」——外来の最後で、患者さんはこう言いました。

これは、心理学・精神医学の概念で「心的外傷後成長（ＰＴＧ）」とよばれるものです。心的外傷後ストレス障害（ＰＴＳＤ）という言葉を聞いたことがある人も多いと思います。災害など大変な経験のあとで心がつらくなることですが、つらさのあとに心が成長する場合もあります。
それがPTGです。

PTGは「危機的なできごとや困難な経験との精神的なもがき・闘いの結果生じる、ポジティブな心理的変容の体験」と定義されています。つらい経験をして、悩んで、そして得られた心の成長、といわれています。

この患者さんにあてはめてみると、2人の子どもを育てながら普通の生活をしていたけれど、ある日突然がんになっ

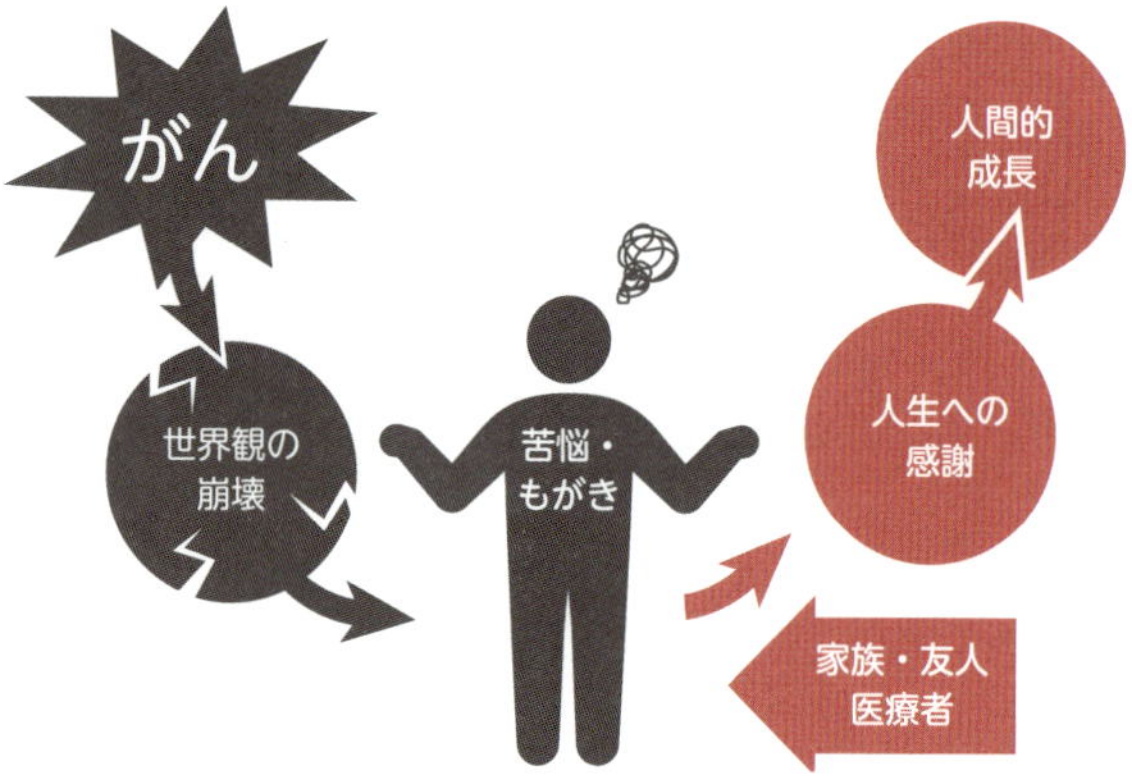

図4　心的外傷後成長の経過

（Tedeschi RG, et al. Death Stud. 2008;32:27-39.より引用）

て再発して、それまでの世界観が崩れました（図4）。人生の方針変更を余儀なくされているのですが、苦しんで悩んで、頭もはたらかない、けれど、ある日ふと気付いて、自分の人生には幸せなことが数多くあると感謝します。心が成長するわけです。それは、子どもが自分のことを思いやってくれたということがきっかけになっています。

私たち医療者や周りの人が手伝うのは、「苦悩・もがき」の段階です。それに付き合うことによって、患者さんが成長するのに協力できるのだと思います。ですから、心に関しては、従来の治療のように病気を治すという考え方もありますが、それだけではなく、その人の心が以前にも増して成長するのを手伝っているのだと思います。

患者さんの治療をしていると、年に数回、こういう瞬間に立ち合うのですが、すごいなと思います。そうした成長をとげた人たちが、みなさん最初から立派だったかというと、そうでないこともあります。最初はワーワーと泣き崩れて、という状態から、大変貌する人もいます。人間って「すごい」のです。

◈家族は「第二の患者」

そして、患者さん家族のケアも大切です。「家族は第二の患者」とよばれるほど、患者さんの家族も大変です。私も家族ががんを患ったという経験が3回ありますが、とても大変でした。

なんということだろう。視界はぼやけて、全身の血が引いていくのがわかりました。朦朧（もうろう）とする意識で歩いたのだろうと思います。気がつくと僕は、病院の屋上に立っていました――

これは、奥さんが乳がんを患った男性が、骨転移の告知直後に経験したことです。患者さんの家族は、第二の患者であることを、はっきりと表す言葉でしょう。

『それいけ！アンパンマン』の作者、やなせたかしさんの本に、『絶望の隣は希望です！』（小学館）という本があります。やなせさんの最後の本で、乳がん患者さんとその家族の本です。やなせさんの奥さんは乳がんを患い、5年間の闘病の末に亡くなりました。彼の立派なところは、奥さんがそうした状況になっても、しっかりとアンパンマンを描き、最後まで続けていたところです。よい本ですので、ぜひ読んでみていただきたいと思います。

がん患者さんのご家族へ

- ●こころがつらくなったときは、医療スタッフにご相談ください
- ●家族も治療とケアを受ける権利があります
- ●精神腫瘍科には「家族外来」があります

多くのご家族は、心がつらくなっても、「自分は病気ではない」「がんではないから」と助けを求めるのをためらっています。医療スタッフは忙しそうだし、自分がつらいと言うのは申し訳ないと。私たちは逆に、積極的に訴えてもらいたいです。共倒れを避けたいのです。患者さんとご家族が共倒れすると大変なことになります。私たちはノウハウをもっていますから、主治医、看護師、ソーシャルワーカー、薬剤師でも誰でもよいので、声をかけてください。きちんと対応します。

ご家族にも治療とケアを受ける権利があります。私たちの精神腫瘍科には「家族外来」もあり、つらくなった場合には様々な治療が受けられます。がん患者さん本人は精神的な治療を受けていないけれど、ご家族だけ治療を受けているという場合もありますので、困ったら積極的に受診してください。

❖最期まできれいな絵が描けるような人生を

図5は逗子から見た風景の絵です。きれいな絵ですね。実はこれは、膵臓がんの末期患者さんが描いた絵です。なぜ人生の最期になって、こんなにきれいな絵が描けたのでしょうか。

まず大切なことは、痛みがなかったことです。膵臓がんは痛みが強く出るがんなのですが、主治医やスタッフが頑張って、医療用麻薬をうまく使い、痛みをコントロールしていました。私はメンタルケアを担当していましたが、この患者さんは痛みがなかったので、ケアはそれほど困難ではありませんでした。

膵臓がんの末期になるとやせてきて、この景色が見えるところまで一人で来

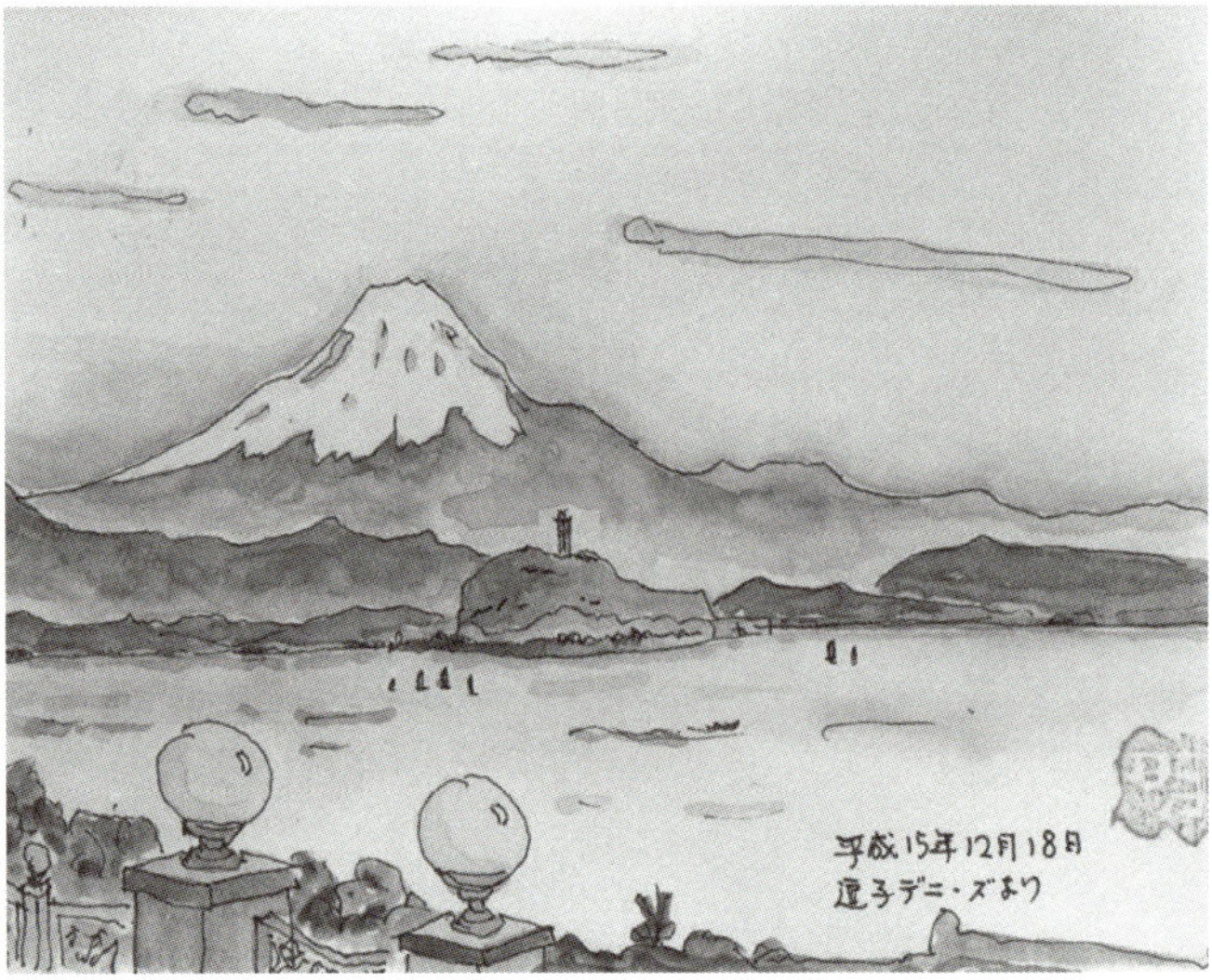

図5　末期がん患者さんが描いた逗子からの風景

（窪寺俊之編. スピリチュアルケアの心［スピリチュアルケアを学ぶ］. 2016、埼玉、聖学院大学出版会.より引用）

ることはできません。けれど、前の晩に海が見たい、富士山が見たいと患者さんが言ったら、家族が湘南地区で一番きれいに見えるところに連れてきてくれた。そうした家族によるケア。それから、患者さんとご家族に対する、私たち医療者の支援。

当たり前に思えることですが、こうしたことを実現するためには、私たち医療従事者も、患者さんも、ご家族も、みんなが勉強しなくてはいけません。この本で知ったことを、自分ががんになってしまったときや、苦しんでいる人がいたら、いかして対応する。そうしたらみんなが、最期までこうしたきれいな絵を描けるような人生を送れると思っています。

＜参考図書＞

大西秀樹：がん患者の心を救う―精神腫瘍医の現場から．河出書房新社．東京．２００８年．
大西秀樹：家族ががんになりました．法研．東京．２０１６年．
大西秀樹：遺族外来―大切な人を失っても．河出書房新社．東京．２０１７年．

埼玉医科大学国際医療センターで支持・緩和医療を受けたい方へ

埼玉医科大学国際医療センターで支持・緩和医療を受けたい方は、左記までご連絡ください。

がん相談支援センター（042-984-4329）

がん治療を苦痛なく続けるための支持・緩和医療
こころとからだを楽にして自分らしさをとりもどす

2019年1月23日発行

著　　者　髙橋　孝郎，小島　真奈美，藤堂　真紀
　　　　　加藤　眞吾，大西　秀樹

発 行 者　須永　光美

発 行 所　ライフサイエンス出版株式会社

〒105-0014　東京都港区芝3-5-2
TEL. 03-6275-1522　FAX. 03-6275-1527
http://www.lifescience.co.jp/

印 刷 所　三報社印刷株式会社

デザイン　株式会社オセロ　謝 暄慧

Printed in Japan
ISBN 978-89775-375-1